192种 防病药茶

喝出免疫力和自愈力

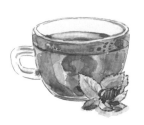

U0386027

蔡虎志　奉延旗　主编

黑龙江科学技术出版社
HEILONGJIANG SCIENCE AND TECHNOLOGY PRESS

图书在版编目（CIP）数据

192 种防病药茶，喝出免疫力和自愈力 / 蔡虎志，奉
延旗主编 . —— 哈尔滨：黑龙江科学技术出版社，2023.4
ISBN 978-7-5719-1874-3

Ⅰ . ① 1… Ⅱ . ① 蔡… ② 奉… Ⅲ . ① 茶剂 - 食物疗法
Ⅳ . ① R247.1

中国国家版本馆 CIP 数据核字 (2023) 第 049472 号

192种防病药茶，喝出免疫力和自愈力
192 ZHONG FANGBING YAOCHA, HE CHU MIANYILI HE ZIYULI

主　编　蔡虎志　奉延旗
美术设计　深圳·弘艺文化　HONGYI CULTURE
责任编辑　焦　琰
出　　版　黑龙江科学技术出版社
地　　址　哈尔滨市南岗区公安街 70-2 号
邮　　编　150007
电　　话　（0451）53642106
传　　真　（0451）53642143
网　　址　www.lkcbs.cn
发　　行　全国新华书店
印　　刷　哈尔滨市石桥印务有限公司
开　　本　710 mm × 1000 mm　1 / 16
印　　张　11.75
字　　数　150 千字
版　　次　2023 年 4 月第 1 版
印　　次　2023 年 4 月第 1 次印刷
书　　号　ISBN 978-7-5719-1874-3
定　　价　45.00 元

前言

中医药是中华文明的重要组成部分，是中华民族具有强大生命力、创造力和凝聚力的文化基因之一。中医药学是我国传统的医学科学，也是中华经典文化的组成部分。我们要借古鉴今、守正出新，使中医药健康养生文化与现代社会生产生活相协调，将其以喜闻乐见、易于接受的形式，转化为民众的健康生活方式。

药茶是中医方剂学的重要组成部分，也是中医学防病治病和保健养生的独特医疗方法。药茶既是饮用佳品，又是防病治病和保健养生的良方，而且因其取材方便、简便省时、疗效确切，制作方法也相对简单，越来越受到大众喜爱。

中国现存最早的药物学著作《神农本草经》记载，"神农尝百草，一日遇七十二毒，得茶而解之"。唐代著名医学家孙思邈在《备急千金要方》里写道："食能排邪而安脏腑，悦神爽志以资血气。若能用食平疴，释情遣疾者，可谓良工。"清代著名养生家曹庭栋言"以方药治已病，不若以起居饮食调摄于未病"。运用食物与本草药物配伍制成膳食，可以达到养生保健、祛病延年的目的。

药茶发展至今，仍紧跟时代的脚步，不断改良，随着中医药文化的不断推进，喜爱品饮药茶的人越来越多。因此，我们提倡平日品饮，将药茶的功效发挥至极大，让百病难侵、有病易愈。书中对每一种食养本草进行中医养生功效解读，介绍本草膳食的制作方法。书中所收载的本草、食材均为寻常之品，容易置备，方便操作。将具有食疗效果的药草加入日常茶饮以预防疾病，胜过以药治病。

本书内提供的药茶仅供参考，读者在选用药茶时应遵循医嘱，并结合自身实际健康状况进行选择。

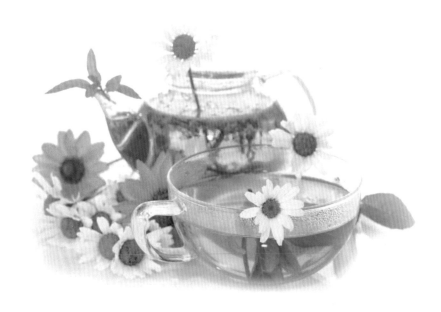

目录

chapter
01

何谓药茶：药借茶力，茶借药性

chapter
02

6000 年的二十四节气顺时养生智慧，筑起人体免疫防线

chapter
03

增强免疫，百病难侵——14 种功能茶饮

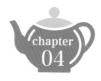

chapter
04

全方位自愈药茶良方，告别小毛病

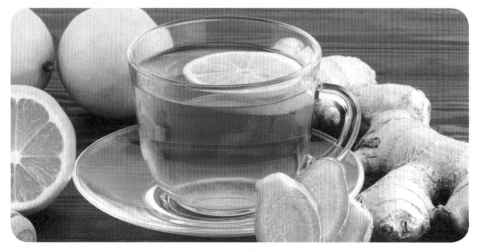

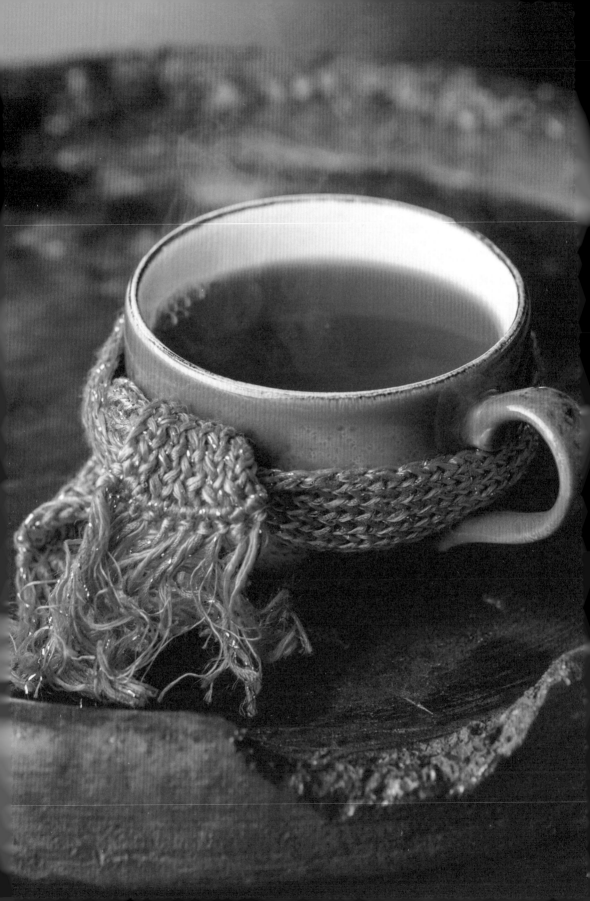

chapter *01*

何谓药茶：
药借茶力，茶借药性

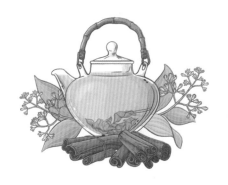

"神农尝百草，一日遇七十二毒，得茶而解之"——了解药茶

　　药茶又称"茶疗"，是在茶叶中添加食物或药物制作而成的具有一定疗效的特殊液体饮料。广义的药茶还包括不含茶叶，由食物和药物经冲泡、煎煮、压榨及蒸馏等方法制作而成的代茶饮用品。

　　药茶在中国具有悠久的历史，是中国传统医学宝库中的一个重要组成部分，在预防、治疗疾病应用中具有重要的作用。

　　中国现存最早的药物学著作《神农本草经》记载："神农尝百草，一日遇七十二毒，得茶而解之。"其后历代医药学的著作均有药茶的记载，比如东汉时期的张仲景在《伤寒杂病论》中记载用茶治疗下痢脓血，陶弘景认为"苦茶能轻身换骨"，并提出天冬等药物也可代茶饮用。古人们已经初步认

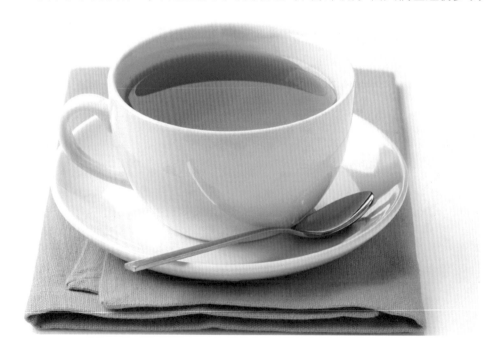

识茶的药用作用，并且尝试应用于临床。

世界上第一部茶书《茶经》则由唐代陆羽所著，书中系统论述了茶的起源、种类、烹制方法等，使得茶文化进一步传播。

孙思邈的著作《千金要方》载有"竹茹芦根茶"等10个药茶方。王焘在《外台秘要方》中载有"代茶饮方"，是较早的茶疗方，详细论述了药茶的制作和饮用方法。陈藏器在《本草拾遗》中给予了茶叶很高的评价，认为茶叶"上通天境，下资人伦，诸药为百病之药，茶为万病之药"。

到了宋代，茶疗法应用的范围更广，由朝廷组织撰写的《太平圣惠方》正式刊行，书中九十七卷中就有"药茶诸方"一节，收录茶疗方8种。至此，"药茶"一词正式载入医药书籍。

宋代后的朝代对药茶的应用日益增多，元代饮膳太医忽思慧的《饮膳正要》中记载了多种药茶的制作、功效等。

明代《普济方》中专设"药茶"篇，载有茶疗方8种。至清代，药茶的应用和研究更为深入，在《慈禧光绪医方选议》中，药茶已成为宫廷医学的组成部分。

近代以来，药茶的保健养生作用日益受到人们的重视。民间各种降压茶、减肥茶及午时茶大量涌现，如果可以一边喝水一边达到强身祛病的效果，何乐而不为呢？除了茶叶，许多药材也可以冲泡，后人将药材与茶结合，在茶中加入一些具有特殊功效的药材，甚至全部用药材、食材来泡茶，使得药茶的种类和作用不断丰富和扩充。

药茶作为一款健康的饮料，不仅在民间和临床被广泛使用，也得到了国家的官方认可和收载。在《中华人民共和国药典（2020年版）》中，收载了小儿感冒茶、板蓝根茶两种药茶。

综上所述，药茶为防病治病、养生保健、发挥和加强药物的疗效起到了非常大的积极作用。同时由于药茶取材简便、效果显著，只要对症使用就无副作用，受到人们的喜欢，带给人们身体和精神上的双重享受。

中药材的四性五味

　　四性五味也称为四气五味，是指中药的药性和味道。"四性"指寒、凉、温、热；"五味"指酸、苦、甘、辛、咸。有"热气"的人会咽干口苦、喉咙不适，需要服用一些较寒凉的药物；有"寒气"的人因为身体经常怕冷，需要使用较温补的药物。药材的味道十分复杂，有些药材有两种甚至是两种以上的味道，因此也就有多种疗效。

　　寒、热、温、凉是四种不同的性质，其中寒与凉、热与温均有其共性，只是程度上的不同，温次于热，凉次于寒。寒、热、温、凉四性，是与病性的寒、热相对而言的。

🫖 中药材的"四性"

　　四性又称为"四气"，即温、热、寒、凉。温性和热性中药材一般都具有温里散寒的特性，适用于寒性病症；寒性和凉性药材多具有清热、泻火、解毒的作用，适用于热性病症。除"四性"外，还有性质平和的"平性"。

　　温热性质的中药包含了"温"和"热"两性，从属性上来讲，都是阳性的。温热性质的药材有抵御寒冷、温中补虚、暖胃的功效，可以消除或减轻寒证，适合体质偏寒，如怕冷、手脚冰冷、喜欢热饮的人食用。典型中药材有黄芪、五味子、当归、何首乌、大枣、桂圆肉、鸡血藤、鹿茸、杜仲、肉苁蓉、淫羊藿、锁阳、肉桂、补骨脂等。

寒凉性质的中药包含了"寒"和"凉"两性，从属性上来讲，都是阴性的。寒凉性质的药材和食物均有清热、泻火、解暑、解毒的功效，能解除或减轻热证，适合体质偏热，如易口渴、喜冷饮、怕热、小便黄、易便秘的人，或一般人在夏季食用。如金银花可治热毒疔疮；夏季食用西瓜可解口渴、利尿等。典型中药材有金银花、石膏、知母、黄连、黄芩、栀子、菊花、桑叶、板蓝根、蒲公英、鱼腥草、淡竹叶、马齿苋、葛根等。

平性的药食材介于寒凉和温热性药食材之间，具有开胃健脾、强壮补虚的功效，且容易消化，各种体质的人都适合食用。典型中药材有党参、太子参、灵芝、蜂蜜、莲子、甘草、白芍、银耳、黑芝麻、玉竹、郁金、茯苓、桑寄生、麦芽、乌梅等。

🫖 中药材的"五味"

"五味"的本义是指药物和食物的真实滋味。辛、甘、酸、苦、咸是五种最基本的滋味，此外还有淡味、涩味。由于长期以来将涩附于酸、淡附于甘，以合五行配属关系，故习称"五味"。

"酸"能收敛固涩、帮助消化、改善腹泻。多食易伤筋骨，感冒者勿食。典型中药材有乌梅、五倍子、五味子、山楂、山茱萸等。

"苦"能清热泻火、降火气、解毒、除烦、通泄大便，还能治疗咳喘、呕恶等。多食易致消化不良、便秘、干咳等，体热者不宜多食。典型中药材有黄连、白果、杏仁、大黄、枇杷叶、黄芩、厚朴、白芍、青果等。

"甘"能滋补、和中、缓急。多食易发胖、伤齿，上腹胀闷、糖尿病患者应少食。典型中药材有人参、甘草、大枣、黄芪、山药、薏米、熟地等。

"辛"能发散风寒、行气活血，可治疗风寒表证，如感冒发热、头痛身重。辛散热燥，食用过多易耗费体力、损伤津液，从而导致便秘、火气过大、痔疮等，阴虚火旺者忌用。典型中药材有薄荷、木香、川芎、茴香、紫苏、白芷、花椒、肉桂等。

"咸"能泻下通便、软坚散结、消肿，可用于大便干结，还可辅助治疗肿瘤、结核等。多食易致血压升高、血液凝滞，心血管疾病、中风患者忌食。典型中药材有芒硝、牡蛎、龙骨、草决明、玉米须等。

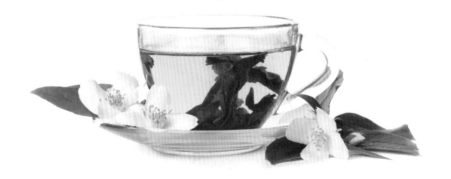

药茶的种类

药茶有治疗功效，也可加工为饮料，可以分为三大类：茶借药性、茶药相配、药借茶力。

🫖 茶借药性

李时珍在《本草纲目》中载有多个药茶方，并论述了茶叶的药性。茶叶种类繁多，常见的茶叶概括起来有六大类，即绿茶、红茶、花茶、白茶、乌龙茶、紧压茶，这种分类方法一直沿用至今。茶按照发酵程度分类，可分为未发酵、全发酵、半发酵，分别适合不同的季节和体质。

绿茶	绿茶采取茶树的新叶或芽，未经发酵，茶性偏寒，饮用多感爽口、鲜嫩、香醇。具有提神清心、清热解暑、消食化痰、去腻减肥、清心除烦、解毒醒酒、生津止渴、降火明目、止痢除湿等药理作用，还对现代疾病，如辐射病、心脑血管病、癌症等有一定的药理功效。
红茶	红茶属于全发酵茶，性温，可以帮助胃肠消化、促进食欲，可利尿、消除水肿，并强壮心脏功能。红茶中富含的黄酮类化合物能消除自由基，具有抗酸化作用，降低心肌梗死的发病率。
花茶	花茶是再加工茶，主要以绿茶、红茶或者乌龙茶作为茶坯，配以能够吐香的花蕾作为原料，保持了浓郁爽口的茶味，又有鲜灵芬芳的花香。其性甘凉而兼芳香辛散的特点，有祛斑、润燥、明目、排毒、养颜、调节内分泌等功效。

白茶	白茶属于轻微发酵茶，是茶类中的特殊珍品。其药效性能很好，具有解酒醒酒、清热润肺、平肝益血、消炎解毒、降压减脂、消除疲劳等功效，尤其针对烟酒过度、油腻过多、肝火过旺引起的身体不适、消化功能障碍等症，具有独特的保健作用。
乌龙茶	乌龙茶属于青茶，介于绿茶、红茶之间，是半发酵茶，不寒不热，有消脂、减肥、润肤、润喉、生津、清除体内积热的作用。
紧压茶	紧压茶是以黑毛茶、老青茶、做庄茶及其他初制毛茶为原料，经过渥堆、蒸、压等典型工艺过程加工而成的砖形或其他形状的茶叶。

茶药相配

　　茶叶本身作为一种药物，有助于发挥和加强其他药物的疗效，有利于药物溶解、吸收。在茶中加入不同的药食材，以调和茶性，增强特定的养生功效，可谓"茶借药性"。例如在红茶中加入黄芪、枸杞、桂圆、大枣等药食材，既不削减红茶的养生功效，又增强了补气的作用，而且更适合体质寒的人饮用。很多保健养生、治疗疾病的茶药方都是茶药相配的，详见后面章节的介绍。

药借茶力

　　以药代茶又名"代茶饮"，药物种类很多，选用一二味或数味中草药煎汤或以沸水冲泡数分钟后，代茶饮之。种类概括如下：

花类：金银花茶、菊花茶、百合花茶等

金银花茶味甘，具有清热解毒、疏利咽喉、消暑除烦的作用。炎热夏季饮用可防治痢疾。但其性质偏寒，不适合长期饮用，虚寒体质、脾胃虚弱者以及月经期女性不宜饮用。

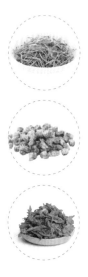

菊花茶具有降火、散风热、清肝明目之功效，对上火引起的青春痘有消除作用。泡龙井称为"菊井"，泡普洱称为"菊普"，菊与茶合用相得益彰。

百合花茶性微寒，味甘、微苦，入肺经，具有润肺、清火、安神的功效，可以改善肺部功能。但风寒咳嗽、大便溏泄、脾胃虚弱、寒湿久滞、肾阳衰退者忌饮。

叶类：荷叶茶、桑叶茶、苦丁茶等

荷叶茶具有清心火、平肝气、泻脾火、降肺火、清热去火、宁心安神的功效，荷叶的祛火效果使荷叶茶成为当之无愧的宁心安神佳品。但孕妇、经期女性请勿饮用荷叶茶。

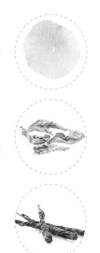

桑叶茶可凉血止血，还能够清肺润燥，适合肺热咳嗽的患者饮用。同时对降低血糖、消疮祛斑、减肥消脂、降低血液黏稠度等也有一定的作用。

苦丁茶又称美容茶、减肥茶、降压茶、益寿茶，可润喉止咳、降压减肥、抑癌防癌、抗衰老、活血脉等。

混合类：丁香佛手茶、枸杞桂圆大枣茶等

丁香佛手茶是一种非常好的健康茶，尤其适合胃不适的人，温和的丁香佛手茶可以迅速缓解胃不适，缓和胃痛和改善便秘等。

枸杞桂圆大枣茶可补益气血、益精明目及调理月经等，对女性有诸多益处。女性躁郁症、哭泣不安、心神不宁等都可以饮用桂圆枸杞大枣茶，可起到养血安神、疏肝解郁的功效。

果实根茎类：枸杞茶、胖大海茶、罗汉果茶等

枸杞茶具有保护肝脏、保护视力、预防贫血、辅助降三高的功效。但是枸杞温热身体的效果很强，感冒发热、身体有炎症、腹泻以及高血压患者不宜饮用。

胖大海茶具有镇痛、利尿、降血压、抗病毒、抗菌以及缓泄的功效。但是脾胃虚寒、血压低、糖尿病患者不宜饮用。

罗汉果被誉为"中华神果"，罗汉果茶具有清热解暑、化痰止咳、清肺润肠、生津止渴的功效，可以缓解肺热燥咳、咽喉疼痛、声音嘶哑、肠燥便秘、口渴等病症，还可以促进脂肪代谢，避免脂肪堆积。

药茶的冲泡方法

若药茶的冲泡方法不当，会使药效的发挥受到影响。想要冲泡出一杯纯正、自然的药茶，其实需要一些技巧，只要掌握以下几个要点，一杯好药茶就唾手可得了。

冲泡首先要选取恰当的茶具。陶器茶具以紫砂陶器为佳，用紫砂茶壶泡药茶能保证茶味，传热缓慢，不易烫手，可在炉上煮茶，不易爆裂，便于洗涤；玻璃茶具冲泡的茶汤一目了然，方便鉴别茶叶优劣，但不透气不保温，茶香易失；瓷器茶具以白为贵，茶香味醇；搪瓷茶具无法真正品尝到茶叶的色香味，且易烫手；保温杯的冲泡效果较差，茶叶易被闷熟，茶香大为逊色。

其次，药茶与水质、水温也有密切关系。就一般而言，宜用软水、淡水冲泡。唐代陆羽《茶经》载："其水，用山水上，江水中，井水下。"沏茶以山泉水水质最好，没有污染的江河水也较好，自来水静置一夜以后，也可以用来冲泡。不宜直接用刚沸腾的水，要等温度降至85~95℃，有些富含维生素C及酶类等活血成分的药食材（如柠檬、蜂蜜、罗汉果）甚至要求水温更低一些。

除了用冲泡法，也可用煎服法。多用砂锅、瓦罐，而不用金属器皿，因金属器皿易与茶中的药物成分发生化合反应，使茶汤变质、变味，甚至产生沉淀物，会影响疗效和产生副作用。煎茶常用矿泉水、清洁的江河水或井水。煎茶水量应以水没过茶叶、药物为宜，一般是头煎多加水，先用多量水煎茶叶15~20分钟，然后再加入其他药物同煎，在其他药物快煎好前3~8分钟再放入茶叶同煎；有些情况还需要用纱布将药物包起来与茶叶同煎，有些则需单独煎茶叶。煎茶的火候分武火和文火，一般是先武火再文火。武火就是猛而不缓的火候，以沸溢为度；文火则缓而不猛，以不得沸溢为度。

喝药茶须知的禁忌

药茶虽好，但俗话说"是药三分毒"，并非是百无禁忌的灵丹妙药。《神农本草经》指出"勿用相恶、相反者""若有毒宜制，可用相畏、相杀者尔，勿合用也"等。临床饮用药茶，为了确保安全有效，须注意中药的"十九畏""十八反"和妊娠禁忌。具体有哪些禁忌概括如下。

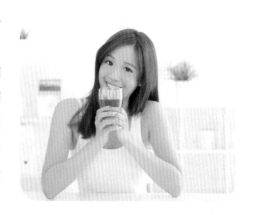

十八反歌

- 本草明言十八反，半蒌贝蔹芨攻乌。

- 藻戟遂芫俱战草，诸参辛芍叛藜芦。

十九畏歌

- 硫黄原是火中精，朴硝一见便相争。

- 水银莫与砒霜见，狼毒最怕密陀僧。

- 巴豆性烈最为上，偏与牵牛不顺情。

- 丁香莫与郁金见，牙硝难合京三棱。

- 川乌草乌不顺犀，人参最怕五灵脂。

- 官桂善能调冷气，若逢石脂便相欺。

- 大凡修合看顺逆，炮爁炙煿莫相依。

🫖 配伍禁忌

配伍禁忌指的就是两种或多种药物相互配伍后产生一些不良反应，或者是彼此减弱对方的药效，临床上应避免出现这些情况。一般茶叶含量较多的茶疗方与一些西药是不能同时服用的，如呋喃唑酮、苯乙肼、优降宁等单胺氧化酶抑制剂；巴比妥、安定、利眠宁、阿米妥等中枢神经抑制药；其他药物如盐酸麻黄素、硫酸阿托品、颠茄酊等。

🫖 妊娠用药禁忌

某些药物具有损害胎元以致堕胎的副作用，孕妇应禁用或慎用，在孕妇服用的茶疗方中应不用或尽量少用。

🫖 病情禁忌

药茶要依照病情与体质饮用，并最好请教中医师，辨证后才能饮用，切勿盲目乱饮。

🫖 饮食禁忌

饮用药茶时须忌口。如服解表药，宜禁生冷、酸食；服清热解毒药，宜禁食油腻辛辣、腥臭食品；服理气消胀药，宜禁豆类、白薯等。

除了上述一些药茶服用禁忌，在服用药茶期间应勤测血压，尤其是中老年人，以防血压过低而引起不适。

认识常见的40种药材

人参

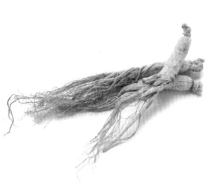

别名：山参、神草、地精等。

性味归经：性温，味甘、微苦；归心、肺、脾经。

功效主治：大补元气、生血补血、复脉固脱、补脾益肺、生津安神、抗疲劳、抗衰老、抗严寒、抗高温、抗癌防病，也有祛痰、健胃、利尿、兴奋等功效。

适宜人群：气虚、气血不足、久病体虚者，哮喘、不孕等患者。

忌用人群：阴虚火旺者；感冒未愈者；内有实火者；高血压、高血脂患者；青少年不宜用人参。

配伍须知：不能与藜芦、五灵脂制品同用；服药期间亦不宜食用白萝卜或饮用浓茶。

党参

别名：东党、黄参、狮头参等。

性味归经：性平，味甘；归脾、肺经。

功效主治：补中益气、健脾益肺。用于脾肺虚弱、气短心悸、虚喘咳嗽、食少便溏、内热消渴。

适宜人群：体质虚弱、气血不足者；脾胃气虚者；病后体虚者；慢性贫血、萎黄病、白血病、血小板减少性紫癜以及佝偻病等患者。

忌用人群：结膜炎、流行性腮腺炎、肝炎、肺气肿患者；气滞、肝火盛者。

配伍须知：不能与藜芦配伍；服药期间不宜喝浓茶。

西洋参

别名： 洋参、花旗参、广东人参等。

性味归经： 性凉，味甘、微苦；归心、肺、肾经。

功效主治： 补气养阴、清热生津。用于气虚阴亏、内热、咳喘痰血、虚热烦倦、消渴、口燥咽干。有抗疲劳、抗氧化、抗应激的作用，还能调节血糖。

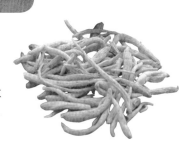

适宜人群： 气虚肺弱者；虚火上升、热气烦躁者；神经衰弱者；肺气久咳者。

忌用人群： 畏寒、肢冷、腹泻、胃有寒湿、脾阳虚弱、舌苔腻浊等阳虚体质者。

配伍须知： 忌与藜芦配伍；服药期间不宜食用白萝卜或饮用浓茶。

太子参

别名： 童参、孩儿参、米参等。

性味归经： 性平，味苦；归肺、脾经。

功效主治： 生津润肺、益气健脾。用于脾虚体倦、病后虚弱、气阴不足、食欲不振、自汗口渴、肺燥干咳。

适宜人群： 肺虚久咳气喘者；脾气虚弱、食少倦怠者；贫血、自汗、糖尿病等患者。

忌用人群： 内火旺盛者；外感患者；风寒感冒未愈者。

配伍须知： 不宜与藜芦配伍，会引起不良反应。

黄芪

别名： 口芪、绵黄芪、西黄芪等。

性味归经： 性温，味甘；归肺、脾经。

功效主治： 补气固表、托疮生肌。主治体虚自汗、久泻，用于慢性衰弱、脱肛、子宫脱垂、慢性肾炎、体虚水肿、慢性溃疡、疮口久不愈合。

适宜人群： 气血不足者；脾虚腹泻者；气短乏力者；慢性肝炎、低血压、糖尿病、肾炎患者。

忌用人群： 实证及阴虚阳盛者；消化不良者；面部感染患者；上腹胀满和有实证、阳证者。

配伍须知： 忌与白鲜皮配伍，两者搭配会降低药效。

白术

别名： 于术、山蓟、冬白术等。

性味归经： 性温，味苦、甘；归胃、脾经。

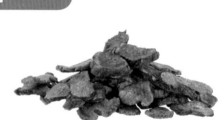

功效主治： 健脾益胃、燥湿止汗、安胎。主治脾胃气弱、倦怠少气、虚胀、泄泻、水肿、黄疸、湿痹、小便不利、头晕、自汗、胎气不安。

适宜人群： 脾虚腹泻者；气虚者；自汗者；肥胖者；肾炎水肿、高血压患者。

忌用人群： 阴虚火盛、津液不足、高热、小便短赤、胃胀腹胀、气滞饱闷者。

配伍须知： 忌与土茯苓配伍，两者同食会降低药性。

山药

别名： 淮山、淮山药、怀山药等。

性味归经： 性平，味甘；归脾、肺、肾经。

功效主治： 补脾养胃、补肾涩精、生津益肺。用于脾虚食少、肺虚喘咳、肾虚遗精、久泻不止、尿频、虚热消渴等。

适宜人群： 脾虚、肺阴不足、肾阴不足者；脾胃气虚者；头晕耳鸣者；贫血、神经衰弱患者。

忌用人群： 阴虚燥热者；肠胃积滞者；感冒、便秘患者；疔疮疖肿者；皮肤瘙痒者。

配伍须知： 忌与碱性药物（如胃乳片）搭配。

枸杞

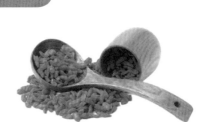

别名： 枸杞果、杞子、枸杞豆等。

性味归经： 性平，味甘；归肝、肾经。

功效主治： 补肝明目、滋肾润肺。用于肝肾阴亏、头晕目眩、腰膝酸软、目昏多泪、虚劳咳嗽、消渴、遗精。

适宜人群： 肝肾亏虚所致的两目干涩、视物昏花者；血虚、慢性肝炎、贫血者。

忌用人群： 外邪实热、脾虚湿热泄泻者；感冒发热患者。

配伍须知： 忌与寒性的食物搭配。

大枣

别名：大枣、干枣、美枣等。

性味归经：性温，味甘；归脾、胃经。

功效主治：补脾和胃、益气生津、调营卫。用于脾弱便溏、胃虚食少、气血津液不足、营卫不和、养心安神、心悸怔忡。

适宜人群：脾虚食欲不振者；贫血、体虚患者；骨质疏松者。

忌用人群：高血糖、高血脂等患者；齿痛、便秘、消化不良、咳嗽、痰多者。

配伍须知：成熟晒干的大枣（忌蒸煮）和丹参片空腹服，可治疗银屑病。

蜂蜜

别名：蜂糖、白蜜、炼蜜等。

性味归经：性平，味甘；归肺、脾、大肠经。

功效主治：润燥、止痛、解毒、补中。用于肺燥干咳、肠燥便秘、脘腹虚痛；外治水火烫伤、疮疡不敛。

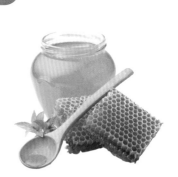

适宜人群：高血压、支气管哮喘患者；老人、小孩；便秘者。

忌用人群：1岁以内的婴儿；糖尿病患者；脾虚泻泄及湿阻中焦的脘腹胀满、苔厚腻者。

配伍须知：不宜与豆腐、韭菜同食；不能用沸水冲饮。

绞股蓝

别名： 七叶胆、公罗锅底、落地生等。

性味归经： 性寒，味苦；归肺、脾、肾经。

功效主治： 补虚、清热、解毒、益气养血、消炎解毒、止咳祛痰、安神助眠。用于气虚体弱、心烦失眠、头昏目眩。

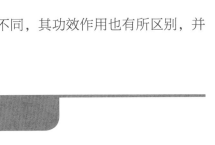

适宜人群： 三高病、失眠、咳嗽咳痰、肝炎等患者；气虚体质者；湿热体质者。

忌用人群： 脾胃虚寒腹泻者。

配伍须知： 不同种类的绞股蓝因所含成分不同，其功效作用也有所区别，并无特殊配伍禁忌。

甘草

别名： 粉草、美草、灵通等。

性味归经： 性平，味甘；归肺、脾、胃经。

功效主治： 补脾益气、清热解毒、润肺止咳、调和药性。主治脾胃虚弱，咽喉肿痛，咳嗽痰多，胃、十二指肠溃疡，肝炎，癔病，痈疖肿毒，药物及食物中毒。

适宜人群： 心气不足者；痰多咳嗽者；脾气虚弱之倦怠乏力、食少便溏者；脘腹及四肢挛急作痛者；热毒疮疡者；食物中毒者。

忌用人群： 高血压患者；湿热胀满、呕吐、水肿者。

配伍须知： 不宜与芫花、甘遂、大戟、海藻配伍；久服大剂量的生甘草可引起水肿等。

熟地

别名： 大熟地、熟地黄、地黄根等。

性味归经： 性微温，味甘；归肝、肾经。

功效主治： 益精填髓、滋补气血。用于潮热盗汗、肝肾阴亏、耳鸣耳聋、腰膝酸软、遗精阳痿、不育不孕、月经不调、便秘、肾虚喘促。

适宜人群： 肝肾阴虚引起的五心烦热、烦躁易怒、遗精、腰膝酸软患者。

忌用人群： 脾胃虚寒者；外感未清者；消化不良者；大便泄泻者；阳虚怕冷者。

配伍须知： 与白芍、当归、川芎同用，可治疗血虚萎黄、心悸、眩晕、失眠及月经不调等。

首乌

别名： 何首乌、马肝石等。

性味归经： 性微温，味苦、甘、涩；归肝、肾经。

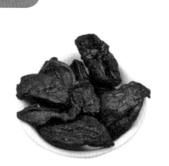

功效主治： 养血益肝、固精益肾。用于肝肾阴亏、血虚头晕、腰膝软弱、筋骨酸痛、发须早白、遗精。

适宜人群： 肾虚头发早白、脱发者；血虚头晕者；头晕耳鸣者；腰膝酸软者；阴虚盗汗者。

忌用人群： 脾湿中阻、食积腹胀者；高胆固醇患者；风寒感冒未愈者。

配伍须知： 可与当归、枸杞、菟丝子等同用。

阿胶

别名： 驴皮胶、盆覆胶、傅致胶等。

性味归经： 性平，味甘；归肺、肝、肾经。

功效主治： 补血止血、滋阴润燥、安胎。用于血虚、心悸失眠、虚劳咳嗽、吐血、便血、月经不调。

适宜人群： 血虚萎黄、眩晕心悸者；贫血、低血压患者；体质虚弱者；月经不调者。

忌用人群： 脾胃有湿、大便溏稀者；内热较重、口干舌燥、潮热盗汗者。

配伍须知： 与枸杞、砂仁配伍，煎水服用，可养胎、安胎，治疗胎动不安。

龙眼肉

别名： 龙眼干、桂圆、比目等。

性味归经： 性温，味甘；归心、脾经。

功效主治： 补益心脾、补气补血、养血宁神。用于虚劳羸弱、气血不足、神经衰弱、失眠健忘。

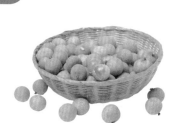

适宜人群： 慢性消耗性疾病患者；失眠、肾虚、便秘者；孕妇；产后病后体虚者。

忌用人群： 感冒未愈者；阴虚火旺、痰湿中阻者；痰多火盛者；舌苔厚腻者；大便滑泻者。

配伍须知： 与枸杞、百合炖汤服用，能养心安神。

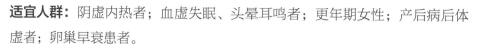

麦冬

别名： 麦门冬、沿阶草、寸冬等。

性味归经： 性微寒，味甘、微苦；归心、肺、胃经。

功效主治： 养阴生津、润肺清心。用于肺燥干咳、心烦失眠、内热消渴、津伤口渴、肠燥便秘、咽白喉、吐血、咯血。

适宜人群： 阴虚内热者；血虚失眠、头晕耳鸣者；更年期女性；产后病后体虚者；卵巢早衰患者。

忌用人群： 风寒咳嗽者；脾胃虚寒泄泻者；胃有痰饮湿浊者；痰湿中阻、大便稀薄者。

配伍须知： 与款冬、青蘘、苦参、苦瓠相克，不能同时食用。

燕窝

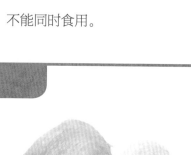

别名： 官燕、白燕、燕菜等。

性味归经： 性平，味甘；归胃、肺、肾经。

功效主治： 滋养肺阴、化痰止咳。用于肺虚损劳、痨损潮热、咳喘咯血，可调理肺部功能。

适宜人群： 孕产妇；女性、儿童、老年人；病后康复者及吸烟者。

忌用人群： 脾胃虚所致脘腹冷痛者。

配伍须知： 与人参片、百合煮汤食用，可益气滋阴，治疗久咳肺虚症（如肺结核、肺癌）。

石斛

别名： 川石斛、金石斛、鲜石斛等。

性味归经： 性微寒，味甘；归胃、肾经。

功效主治： 生津益胃、清热养阴。用
于胃阴不足、热伤津液、低热烦渴、
胃脘隐痛。

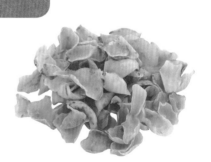

适宜人群： 肺结核患者；阴虚发热、心烦易怒者；糖尿病患者；更年期女性。

忌用人群： 脾胃虚寒者；舌苔厚腻、便溏者；感冒患者；痰湿中阻者。

配伍须知： 与麦冬、生地等同用，可治胃热阴虚之胃脘疼痛、牙龈肿痛、口
舌生疮。

百合

别名： 白百合、重迈、中庭等。

性味归经： 性寒，味甘；归心、肺经。

功效主治： 润肺止咳、清心安神。用于阴虚
久嗽、失眠多梦、虚烦惊悸、神志恍惚。

适宜人群： 心烦易怒者；阴虚发热、五心潮
热者；更年期女性；血虚心悸、失眠多梦者；神经衰弱者；肺结核患者。

忌用人群： 痰湿中阻、食积腹胀者；风寒咳嗽、脾虚便溏者。

配伍须知： 与麦冬、丹参、酸枣仁同用，可治虚热上扰、失眠。

海参

别名： 刺参、海男子、沙噀等。

性味归经： 性温，味咸；归肺、肾经。

功效主治： 补肾益精、养血润燥、止血。用于精血亏损、虚弱劳怯、肺虚咳嗽、咯血、肠风便血、梦遗、阳痿、肠燥便秘、外伤出血。

适宜人群： 精血亏损者；外伤出血者；肠燥便秘者；阳痿、遗精患者。

忌用人群： 脾虚不运者；外邪未尽者。

配伍须知： 海参与枸杞配伍，可补肾益气、养血润燥。

冬虫夏草

别名： 夏草冬虫、虫草、冬虫草等。

性味归经： 性平，味甘；归肺、肾经。

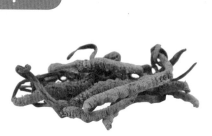

功效主治： 止咳化痰、补肺益肾。用于肺肾两虚、精气不足、阳痿遗精、咳嗽、病后虚弱。

适宜人群： 呼吸困难、肺纤维化者；各类肝病者；各类肾病者；肾虚腰痛、阳痿遗精、肾功能衰竭、性功能低下患者。

忌用人群： 风湿性关节炎患者；肺热咯血者；儿童、孕妇及哺乳期妇女；感冒发热、脑出血者。

配伍须知： 单用泡酒服，或与五加皮、桑寄生等同用。

海马

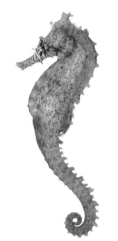

别名： 水马、海蛆、马头鱼等。

性味归经： 性温，味甘；归肝、肾经。

功效主治： 舒筋活络、补肾壮阳、调气活血、消炎止痛。用于肾虚阳痿、精少、虚喘、难产、宫寒不孕、腰膝酸软、尿频。

适宜人群： 肾气亏虚、阳痿不举、遗精早泄、精冷不育者；宫冷不孕患者。

忌用人群： 阴虚火旺者；感冒未清者。

配伍须知： 可与血竭、当归、川芎、乳香等配伍。

板蓝根

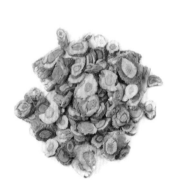

别名： 大蓝根、大青根、蓝靛根等。

性味归经： 性寒，味苦；归肝、胃经。

功效主治： 清热解毒、凉血利喉。用于流感、肺炎、丹毒、热毒发斑、神昏吐衄、咽肿、痄腮、火眼、疮疹、舌绛紫暗、喉痹。

适宜人群： 腮腺炎患者；肝炎患者。

忌用人群： 体虚而无实火热毒者。

配伍须知： 忌与黄瓜、绿豆同食；忌冷饮。

茯苓

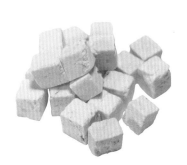

别名： 赤茯苓、伏兔、松腴等。

性味归经： 性平，味甘、淡；归心、肺、脾经。

功效主治： 除湿解毒、健脾安心、通利关节。
用于湿热淋浊、水肿尿少、脾虚食少、惊悸失眠、筋骨疼痛。

适宜人群： 风湿性关节炎患者；消化不良者；腹痛及膀胱炎患者。

忌用人群： 无湿热，或属阴液亏损者。

配伍须知： 常与人参、远志、酸枣仁等配伍。

胖大海

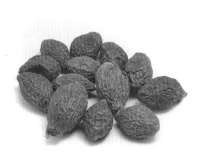

别名： 安南子、大洞果、通大海等。

性味归经： 性寒，味甘；归肺、大肠经。

功效主治： 清热润肺、利咽解毒、清肠通便。用于干咳无痰、喉痛、音哑、牙痛、便秘、痔疮漏管。

适宜人群： 咽炎、急性扁桃体炎患者；肺热、肺燥咳嗽者；大便干结者。

忌用人群： 便溏者。

配伍须知： 与桔梗、甘草等配伍，能清宣肺气。

杜仲

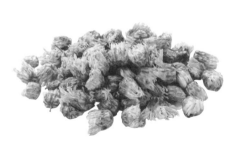

别名： 扯丝皮、思仙、思仲等。

性味归经： 性温，味甘；归肝、肾经。

功效主治： 补肝肾、降血压、强筋骨、安胎气。用于高血压病、肾虚腰痛、筋骨无力、妊娠漏血等。

适宜人群： 高血压患者；腰脊疼痛者；中老年人肾气不足者。

忌用人群： 阴虚火旺者；少尿、尿黄者。

配伍须知： 不能搭配蛇皮、元参使用。

菊花

别名： 甘菊、真菊、日精等。

性味归经： 性凉，味甘、苦；归肺、肝经。

功效主治： 疏风清热、护肝解毒。用于风热感冒、眩晕头痛、心胸烦热、疔疮肿毒等病症。

适宜人群： 外感风热者；脑血栓患者；肝火旺盛者等。

忌用人群： 气虚胃寒者；食少泄泻者。

配伍须知： 忌与鸡肉、芹菜同食。

柴胡

别名： 地熏、山菜、柴草等。

性味归经： 性凉，味苦；归肝、胆经。

功效主治： 和表解里、疏肝升阳。主治寒热往来、感冒发热、胸满胁痛、下利脱肛、月经不调、子宫下垂等病症。

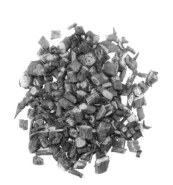

适宜人群： 肝火上逆者；风热感冒患者；慢性咽炎患者。

忌用人群： 凡阴虚所致的咳嗽、潮热者。

配伍须知： 配伍当归、白术、茯苓、白芍等，可治肝郁血虚、妇女月经不调。

葛根

别名： 干葛、粉葛、甘葛等。

性味归经： 性平，味甘、辛；归脾、胃经。

功效主治： 升阳解肌、透疹止泻、除烦止渴。用于伤寒、发热头痛、烦热消渴、泄泻痢疾、高血压病、心绞痛、耳聋等病症。

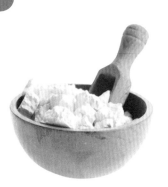

适宜人群： 热性病症患者；高血压、高血脂者；风热感冒患者。

忌用人群： 脾胃虚寒患者。

配伍须知： 配天花粉、党参、黄芪、麦冬等，可治内热消渴、气阴不足。

莲子

别名： 莲肉、莲米、藕实等。

性味归经： 性平，味甘、涩；归心、脾、肾经。

功效主治： 清心安神、补脾止泻、益肾涩精。用于心悸失眠、脾虚久泻、遗精、带下。

适宜人群： 高血压患者；心烦、阳痿、遗精、目赤肿痛者。

忌用人群： 脾胃虚寒者。

配伍须知： 配玄参、竹叶、连翘心等，可治温病热陷心包、神昏谵语之证。

乌梅

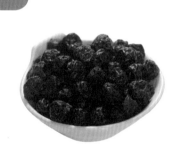

别名： 梅实、熏梅、合汉梅。

性味归经： 性温，味酸；归肝、脾、肺、大肠经。

功效主治： 生津敛肺、安蛔驱虫。用于肺虚、久咳、虚热烦渴、蛔厥腹痛、久疟、久泻、痢疾、便血、尿血、血崩、钩虫病等病症。

适宜人群： 便秘者；肝病患者；慢性胃肠道疾病患者。

忌用人群： 外热、表邪未解者；胃酸过多者；处于月经期、分娩前后的女性。

配伍须知： 和杏仁、阿胶配伍，能敛肺止咳，可治肺虚久咳。

五味子

别名： 会及、五梅子、山花椒。

性味归经： 性温，味酸；归肺、肾经。

功效主治： 敛肺、滋肾、生津、收汗、涩精。用于肺虚喘咳、久泻久痢、自汗盗汗、体倦神疲、神经衰弱。

适宜人群： 自汗盗汗者；外有表邪、内有实热或咳嗽初起者；神经衰弱者。

忌用人群： 体内有湿热、风寒感冒、肝火旺盛等患者。

配伍须知： 与山茱萸、熟地、山药配伍，泡茶饮用，可治肺虚久咳。

川贝

别名： 虻、空草、药实。

性味归经： 性凉，味平；归肺、胃经。

功效主治： 清热化痰、润肺止咳、化痰平喘、镇痛降压、散结开郁。用于痰热咳喘、肺热燥咳、干咳少痰、咳痰黄稠、阴虚燥咳、劳嗽等。

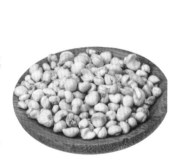

适宜人群： 肺部不适者；慢性支气管炎者；支气管哮喘者。

忌用人群： 脾胃虚寒及寒痰、湿痰者。

配伍须知： 与沙参、麦冬、生地等同用，可以养阴润肺、化痰止咳。

丹参

别名： 亦参、山参、大红袍。

性味归经： 性寒，味苦；归心、肝经。

功效主治： 补肾安神、活血化瘀、通经活络、通经止痛，可以缓解心肌缺血、失眠、胸闷、体虚、梦遗、遗尿、尿频、慢性腹泻、自汗盗汗、津伤口渴、内热口渴、心悸等症状。

适宜人群： 心烦不眠者；疮疡肿痛者；月经不调者。

忌用人群： 妇女月经过多者；孕妇。

配伍须知： 与五味子配伍，有安神除烦、凉血生津之功效。

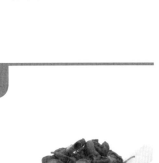

山楂

别名： 粱梅、映山红果、酸楂。

性味归经： 性微温，味酸、甘；归脾、胃、肝经。

功效主治： 消食化积、行气散瘀、化浊降脂。用于饮食积滞、泻痢、腹痛、疝气、胸腹痛、痛经等。

适宜人群： 食积腹胀者；心血管疾病患者；癌症患者；肠炎患者。

忌用人群： 孕妇；脾胃虚弱者；血脂过低者。

配伍须知： 可与荷叶配伍，有降低血脂、降血压、健脾的功效。

金银花

别名： 银花、双花、二宝花。

性味归经： 性寒，味甘；归肺、胃经。

功效主治： 疏散风热、清热解毒、止痢。
用于各种热性病，如身热、发疹、发斑、
热毒疮痈、咽喉肿痛等。

适宜人群： 痢疾或者大肠杆菌患者；外感风热者；热性病者。

忌用人群： 脾胃虚寒者；气虚、疮疡、脓清者。

配伍须知： 与陈皮同用，清热解毒的同时可以疏肝解郁。

决明子

别名： 狗屎豆、草决明、羊尾豆。

性味归经： 性凉，味甘、苦；归肝、肾经。

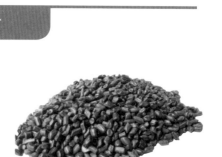

功效主治： 降脂降压、清肝明目、利水通
便。主治风热赤眼、目赤涩痛、羞明多泪、
头痛眩晕、目暗不明、大便秘结、高血压、
肝炎、肝硬化、腹水、习惯性便秘等。

适宜人群： 肝火旺盛者；习惯性便秘者；高血压者；肾虚体胖者。

忌用人群： 脾胃虚寒者；气虚便溏者；低血压者；气血不足者；月经不调
者；孕妇、先兆流产者。

配伍须知： 配山楂、枸杞、菊花等，可治风热上攻头痛目赤，也可起到降血
压或降脂的作用。

金钱草

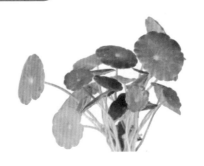

别名： 对座草、路边黄、遍地黄。

性味归经： 性凉，味苦、辛；归肝、胆、肾、膀胱经。

功效主治： 利胆、利尿通淋、解毒消肿、清热镇咳。可预防结石的形成，主治湿热黄疸、急慢性泌尿系统结石、肝管及胆囊结石、急慢性肝炎、泌尿系统感染等疾病，也可以治疗扁桃体炎、乳痈、痢疾、口腔溃疡、毒蛇咬伤、肺部出血等。

适宜人群： 恶疮肿毒者；结石病患者；黄疸型肝炎患者；湿疹、湿疮患者。

忌用人群： 体质虚寒、腹泻者。

配伍须知： 常与滑石、车前子等利尿通淋药同用，效果更好。

桃仁

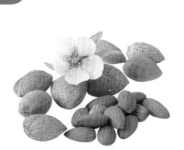

别名： 扁桃仁、大桃仁。

性味归经： 性平，味苦、甘；归心、肝、大肠经。

功效主治： 润肠通便、活血祛瘀。主治痛经、月经不调、闭经、热病蓄血、疟疾、跌打损伤、瘀血肿痛、血燥便秘。

适宜人群： 高血糖、糖尿病患者。

忌用人群： 便溏腹泻者；孕妇；血燥虚者。

配伍须知： 配大黄，破血行瘀、润燥滑肠、散热解毒、破瘀结滞，可用于治疗痛经、闭经、产后恶露、血瘀等。

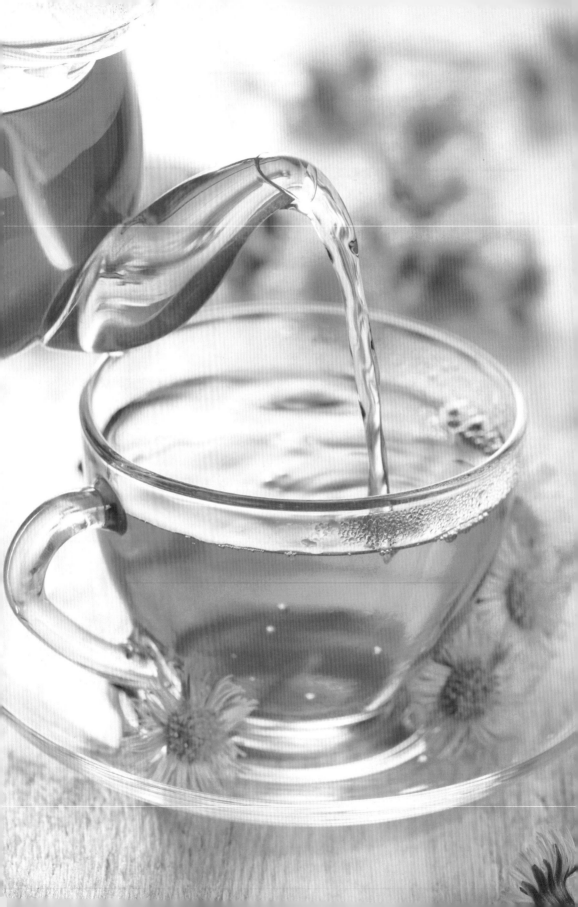

chapter *02*

6000年的二十四节气顺时养生智慧，筑起人体免疫防线

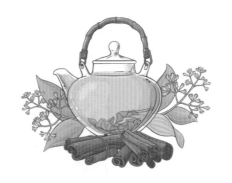

立春——清热养肝

每年的公历2月3日或4日、5日是立春。立春养生要顺应阳气升发、万物始生的特点，注意保护阳气，同时要疏肝理气，避免肝气过旺。适当晚睡早起，积极参加晨练，宜饮用疏肝理气、清肝热的药茶。

疏肝理气——葛根茶

材料准备：葛根 20 克，桑叶 8 克

制作方法：

1. 砂锅中注入适量清水，烧热。

2. 倒入备好的桑叶、葛根。

3. 盖上盖，烧开后再用小火煮约 20 分钟。

4. 揭开盖，搅拌匀。

5. 关火后盛出药茶，滤入杯中即可饮用。

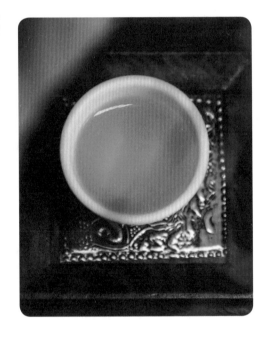

药茶功效：葛根具有解热、生津的功效；桑叶能疏散风热、凉血明目。饮用此茶能防止肝风内扰，预防春季易出现的风热眼痛、血压升高、头晕头痛等不适症状。

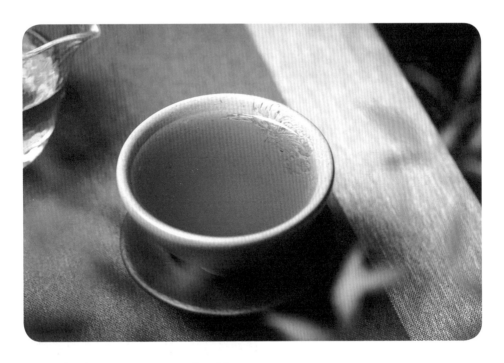

疏肝滋阴——柴胡茶

材料准备： 柴胡 15 克，黄芩 8 克，大黄 4 克

制作方法：

1. 砂锅中注入适量清水烧开，放入备好的药材，轻轻搅拌匀。

2. 盖上盖，煮沸后用小火煮约 20 分钟。

3. 揭盖，转中火拌匀，略煮片刻。

4. 关火后盛出煮好的药茶。

5. 滤取茶汁，再装入茶杯中，趁热饮用即可。

药茶功效： 柴胡有疏肝滋阴的作用，适用于头痛目眩等症，搭配黄芩，能调理肝脏功能，增强身体抵抗病菌的能力。

雨水——调养脾胃

　　每年的公历2月18日或19日、20日是雨水。在人体的五脏中，脾属土，而最忌湿，雨水恰恰是调养脾胃的最佳时机。人体的脾胃功能好了，才能充分地利用摄入的营养，而调养脾胃宜饮用滋味甘甜的药茶。

补脾益气——甘草茶

材料准备： 甘草 10 克，冰糖 30 克

制作方法：

1.砂锅中注入适量清水烧开。

2.放入备好的甘草、冰糖，拌匀。

3.盖上盖子，烧开后用小火煮20分钟。

4.揭盖，盛出煮好的药茶。

5.将药茶装入碗中，待稍微放凉后即可饮用。

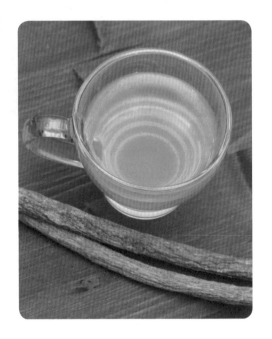

药茶功效： 甘草具有补脾益气、清热解毒、祛痰止咳、清咽利嗓等功效。这款茶味道甘甜、性质温和，非常适合初春时节调理身体。

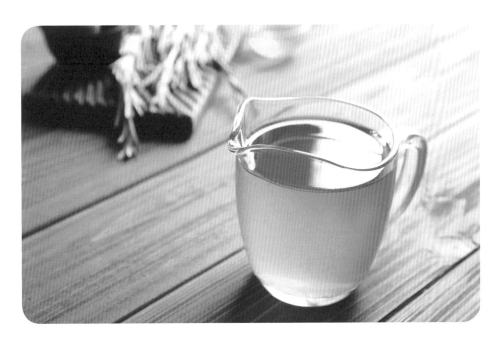

开胃消食——白术茶

材料准备：枳实 10 克，白术 15 克

制作方法：

1. 砂锅中注入适量清水烧热。

2. 倒入备好的枳实、白术。

3. 盖上盖，煮开后再转小火煮 30 分钟。

4. 揭开盖，搅拌均匀。

5. 关火后盛出药茶，滤入杯中即可。

药茶功效：枳实具有促进肠胃蠕动、开胃消食等功效；白术能益气健脾。此茶能调理脾胃，具有增强脾胃升清降浊的作用。这款药茶既有助于肝气的生发，又能健脾益胃。

惊蛰——全面排毒

每年的公历3月5日或6日、7日是惊蛰。万物复苏的时节，人体内部的气机也日渐活跃，迫不及待要将五脏六腑之阳气生发出来，因此务必调养好负责排毒的内脏，尤其是肺、脾、肾。惊蛰宜饮用益气补血、健脾补肾、宣肺养肺、全面排毒的药茶。

排毒养血——大枣茶

材料准备： 大枣 50 克，灵芝 20 克

制作方法：

1. 洗净的大枣剪开，去核，待用。
2. 砂锅中注入适量清水烧热。
3. 倒入备好的灵芝、大枣。
4. 盖上盖，煮开后再转小火煮 30 分钟。
5. 揭开盖，搅拌均匀。
6. 关火后盛出药茶，滤入杯中即可。

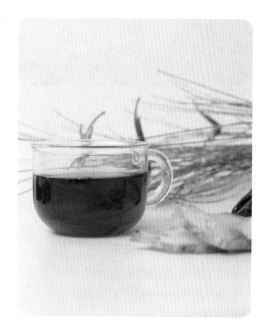

🍵 **药茶功效：** 灵芝是养肝佳品，具有安宁心神、止咳化痰、补养气血等功效；大枣具有补中益气、养血安神、调养身心等功效。此茶能够帮助肝脏排出毒素，并有舒缓精神的作用。

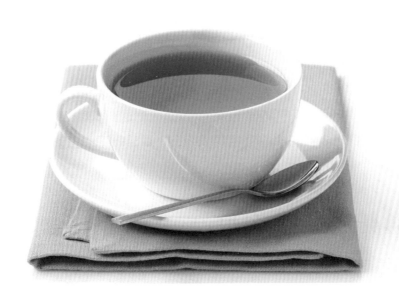

抗炎养肺——川贝饮

材料准备： 川贝 15 克，桔梗 25 克，冰糖 20 克

制作方法：

1.砂锅中注入适量清水烧热。

2.倒入备好的桔梗，撒上洗净的川贝，搅拌匀。

3.盖上盖，烧开后用小火煮约 30 分钟。

4.揭盖，加入冰糖，搅拌匀，用大火煮至溶化。

5.关火后盛出煮好的川贝饮，滤入杯中即成。

> **药茶功效：** 惊蛰时节多发咽喉类疾病，不少人会有咽喉肿痛、嗓子干痒的症状，此茶中的桔梗、川贝均有祛痰、抗炎、养肺的功效。

春分——平衡阴阳

春分是春季第四个节气，于每年公历3月19-22日交节。自然界处在阴阳平衡的状态，人体的阳气略强于阴气，新陈代谢达到相对高峰。要保持体内气血不致过旺、调和阴阳，宜饮用平抑肝阳、滋阴补肾、健脾益气的药茶。

平抑肝阳——杏仁饮

材料准备： 杏仁 40 克，桑叶 8 克，白糖适量

制作方法：

1. 砂锅中注入适量清水烧开。
2. 倒入洗净的桑叶，放入备好的杏仁。
3. 盖上盖，烧开后用小火煮约30分钟。
4. 揭盖，加入少许白糖，搅拌匀，用中火略煮一会儿，至其溶化。
5. 关火后盛出煮好的杏仁饮，滤入碗中即成。

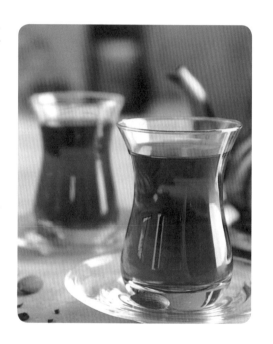

🍵 **药茶功效：** 桑叶是春天非常适宜选用的药材，能疏散风热、清肝明目、平抑肝阳、凉血止血，搭配杏仁一起煮成药茶，更有清肺润燥、止咳平喘、生津止渴、美容养颜等功效。

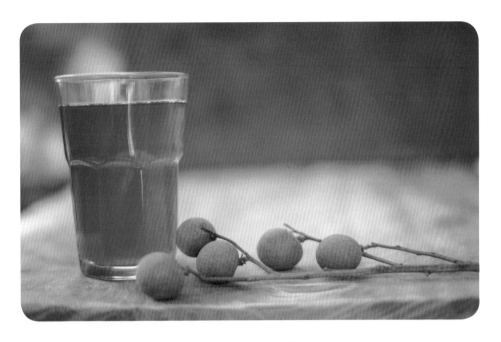

有益肺阴——西洋参桂圆茶

材料准备： 西洋参片 8 克，桂圆肉 20 克，酸枣仁 10 克，冰糖 25 克

制作方法：

1. 砂锅中注入适量清水烧开。

2. 倒入洗净的西洋参片、桂圆肉、酸枣仁，拌匀。

3. 盖上盖，用小火煮 15 分钟。

4. 揭开盖，放入适量冰糖，搅拌匀，煮至冰糖溶化。

5. 把煮好的药茶盛出，装入碗中即可。

> 🔥 **药茶功效：** 西洋参具有益肺阴、生津止渴、增强记忆力等功效；桂圆肉、酸枣仁均有宁心安神之功。此茶适宜春季晚饭后饮用，能舒缓精神紧张，促进睡眠。

清明——疏肝柔肝

每年的公历4月4日或5日、6日是清明。过了清明节，万物舒展，一片生机勃勃的景象，人天相应，人体的五脏六腑也随之舒展滋润。此时，肝脏处于极其旺盛的状态，切勿补肝过度，宜饮用具有柔肝、舒肝、护肝功效的药茶。

疏肝明目——党参茶

材料准备：党参15克，菊花6克

制作方法：

1. 砂锅中注入适量清水烧开，放入洗净的党参。

2. 盖上盖子，烧开后用小火煮约20分钟。

3. 揭盖，放入菊花搅拌均匀。

4. 盖上盖，煮约3分钟。

5. 揭盖，将煮好的茶水装入碗中，待稍微冷却后即可饮用。

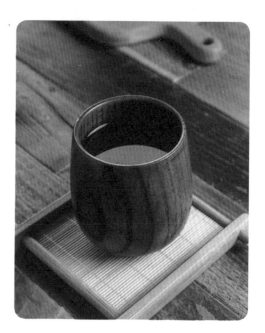

药茶功效：党参具有增强机体抵抗力、调节胃肠运动等功效，搭配清肝明目、疏散风热的菊花，能起到养肝护肝的作用。

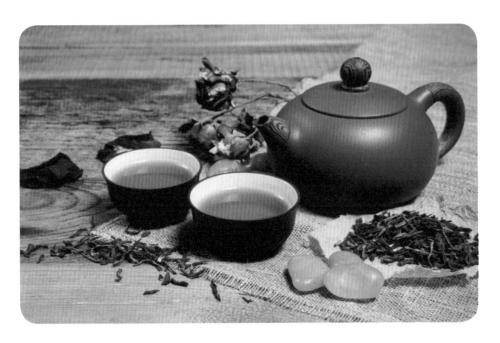

柔肝醒胃——香附玫瑰茶

材料准备： 玫瑰花 10 克，香附 3 克，冰糖适量

制作方法：

1. 取一个茶杯，倒入备好的玫瑰花、香附、冰糖。

2. 注入适量开水。

3. 盖上盖，泡约 10 分钟。

4. 揭盖，趁热饮用即可。

🌸**药茶功效：** 玫瑰花具有行气养血、柔肝醒胃、美容养颜等功效；香附能疏肝理气，可调理肝郁气滞导致的胁痛、脘腹胀痛、消化不良、月经不调等。二者搭配，柔肝舒肝的效果极佳。

谷雨——平肝祛湿

每年的公历4月19日或20日、21日是谷雨。南方地区夜雨昼晴，春雨总是"随风潜入夜，润物细无声"；而北方此时还未出现花红柳绿的景象，反而冷空气活动稍显频繁。气温、降水的急剧变化影响着人们的身体健康，潮湿的空气增加了脾运化水湿的负担，需注重养脾。此时人的肝火旺盛，体内的气血不断上冲，容易出现眩晕、心悸等"肝阳上亢"症状，需平抑肝阳，故宜饮用健脾祛湿、滋阴平肝的药茶。

健脾祛湿——通草茶

材料准备：通草5克，车前子、白茅根、黄芪各适量，冰糖4克

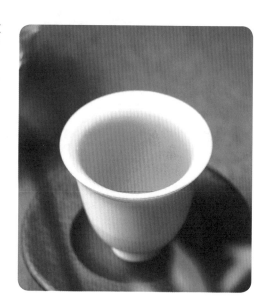

制作方法：

1. 砂锅中注入适量清水烧热。
2. 倒入备好的药材。
3. 盖上盖，烧开后用小火煮约30分钟。
4. 揭盖，放入冰糖。
5. 拌匀，煮至冰糖溶化。
6. 关火后盛出药茶，滤入杯中即可。

药茶功效：车前子具有利水消肿、明目祛痰的功效；通草则药如其名，具有通利小便、通气下乳、通鼻腔等功效。此茶是除湿佳品，能快速排出体内的湿气。

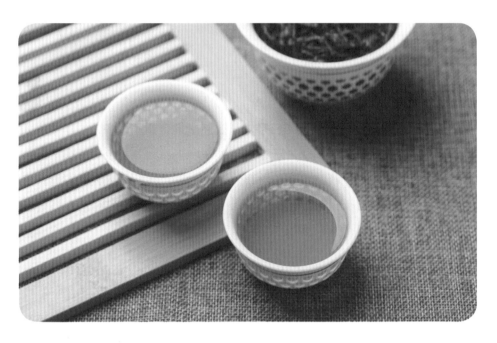

滋阴平肝——金钱草茶

材料准备： 金钱草 5 克，茵陈 5 克

制作方法：

1. 砂锅中注入适量清水烧热。
2. 倒入备好的金钱草、茵陈，搅匀。
3. 盖上锅盖，烧开后再用大火煮 15 分钟。
4. 关火后盛出煮好的药汁，滤入杯中即可。

药茶功效： 金钱草具有清热、利尿、消肿、解毒等功效；茵陈能清湿热、退黄疸。此茶能祛湿平热、滋阴平肝，并能辅助治疗黄疸尿少、湿疮瘙痒、传染性黄疸型肝炎。

立夏——调心养胃

每年的公历5月5日或6日、7日是立夏。江南地区雷雨增多，农作物进入生长旺季，北方有些地区则还处于春季气候环境下，大气和土壤都很干燥。此时人体进入新陈代谢旺盛、生长发育快速的时期，需要摄入大量的营养来满足生理活动需要。此时调理心和脾胃，能为身体吸收和利用营养打好基础，宜饮用养心护心、调理肠胃的药茶。

养心益智——桂圆枸杞茶

材料准备： 桂圆肉20克，党参15克，枸杞10克，冰糖适量

制作方法：

1. 砂锅中注入适量清水烧开。

2. 放入洗净的桂圆肉、枸杞、党参。

3. 盖上盖，用小火煮约20分钟，至食材熟透。

4. 揭盖，放入备好的冰糖。

5. 搅拌匀，煮至冰糖溶化。

6. 关火后盛出煮好的药茶，装入碗中即可。

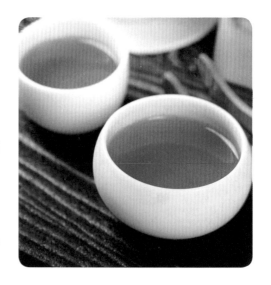

🍵 **药茶功效：** 党参可以补脾胃气虚，症见四肢无力、食欲不振、大便稀溏等；枸杞含有胡萝卜素、B族维生素、维生素C、钙、铁等营养成分；桂圆肉可养心益智。三者同用，强身益胃又护心。

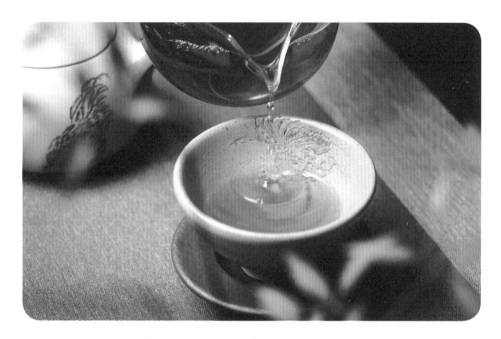

调理肠胃——党参养胃茶

材料准备： 党参 30 克，蒲公英 20 克，枳实 25 克

制作方法：

1. 砂锅中注入适量清水烧开。

2. 放入洗净的党参、蒲公英、枳实。

3. 盖上盖，用小火煮约 20 分钟。

4. 关火后盛出煮好的药茶，装入碗中即可。

🍵 **药茶功效：** 枳实能破气消积、化痰散痞；党参补中益气、益脾养胃；蒲公英可清热解毒、利尿散结，主治胃炎等病症。

三者同煮成一道益胃茶，可以调理肠胃，帮助缓解肠胃不适。

小满——补血祛湿

每年的公历5月20日或21日、22日是小满。小满时节，因大量劳作耗费较多精力，需要及时补充气血，同时在雨季要注意祛湿，以补充体力、调养脾胃，宜饮用温养心阳、健脾益胃、补血益气的药茶。

健脾养胃——山楂茯苓茶

材料准备： 山楂15克，茯苓10克，薏米20克，鸡内金6克，白糖适量

制作方法：

1.洗净的山楂去蒂，切开，去核，再切成小块，待用。

2.砂锅中注入适量清水烧开。

3.倒入茯苓、薏米、鸡内金，放入山楂，搅拌匀。

4.盖上盖，小火煮约20分钟。

5.揭开盖，加入适量白糖调味。

6.关火后盛出煮好的茶水，装入碗中即可。

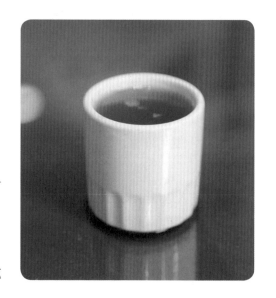

药茶功效： 山楂、鸡内金是消食良药；薏米能健脾祛湿；茯苓有健脾、祛湿、安神之功。此茶是一款调养脾胃、祛湿保健的养生茶，可经常饮用。

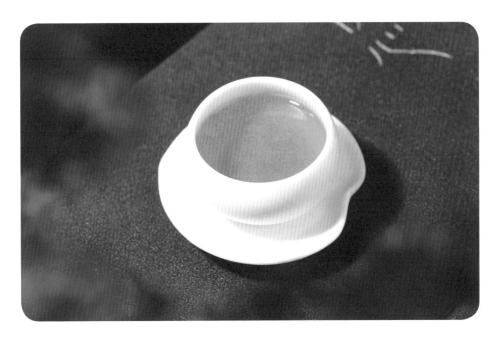

养血安神——山楂丹参茶

材料准备： 山楂 20 克，丹参 15 克，三七 10 克

制作方法：

1. 砂锅中注入适量清水烧开，放入备好的药材，搅拌匀。

2. 盖上盖，煮沸后用小火煮约 15 分钟。

3. 揭盖，搅拌匀，略煮片刻。

4. 关火后盛出煮好的药茶装入杯中，趁热饮用即可。

> 🔥 **药茶功效：** 丹参具有清心除烦、养血安神、活血调经、祛瘀止痛等功效，对心脏非常有益；三七能促进细胞分裂生长，具有较好的补血功效。

芒种——调养脏腑

　　每年的公历6月5日或6日、7日是芒种。此时自然界的阳气达到最高峰，人体的新陈代谢也最旺盛，养生的重点是保证气血运行通畅，顺利排出毒素，因此需综合调养脏腑阴阳，使五脏六腑和谐工作，宜饮用有助于调节气血平衡的药茶。

补五脏、调气血——蜜枣灵芝茶

材料准备： 蜜枣30克，灵芝10克，甘草8克

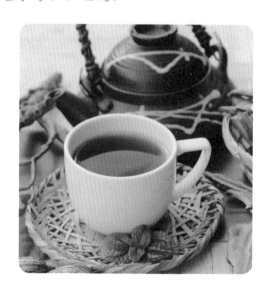

制作方法：

1. 砂锅中注入清水烧热。

2. 倒入洗净的灵芝。

3. 放入洗好的甘草，撒上备好的蜜枣。

4. 盖上盖，小火煮约60分钟。

5. 揭开盖，搅拌几下，关火后盛出煮好的甘草茶。

6. 装在茶杯中，趁热饮用即可。

药茶功效： 灵芝能够补五脏之虚、补全身之气，提高人体的免疫力，搭配同样能调理五脏、调和气血的甘草，以及补血、健胃的蜜枣，便组成了一款可增强体质的综合调理药茶。

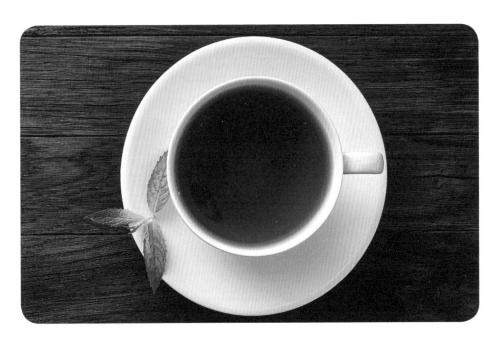

补血养血——四物茶

材料准备： 白芍 12 克，熟地黄 12 克，当归 10 克，川芎 8 克，红糖少许

制作方法：

1. 把所有药材放入水中清洗干净，捞出沥干。
2. 将洗好的药材放入锅中，加入适量清水。
3. 盖上锅盖，大火烧开后转小火，继续煮 30 分钟。
4. 揭开锅盖，加入红糖，搅拌至溶化。
5. 将煮好的四物饮盛出，趁热饮用即可。

> 🔥 **药茶功效：** 四物饮是中医补血、养血的经典方药，在芒种这一天喝四物饮可以补心血，为即将到来的"苦夏"打好身体基础。四物饮还具有补血调经的效果，可减缓女性的经痛。

夏至——养心安神

每年的公历6月21日或22日是夏至。夏至养生要顺应此时"阳盛于外"的特点，注意保护阳气，可以防止冬季生病。同时，要防止阳气散发过多而引起气血两虚及脏腑功能失调，宜饮用益气养血、补心安神、增强免疫力的药茶，并忌冷饮。

益气养血——蜂蜜大枣茶

材料准备：蜂蜜15克，大枣15克，莲子心5克

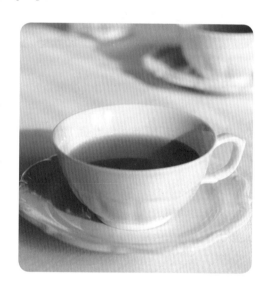

制作方法：

1.洗净的大枣切开，去核，把枣肉切小块。

2.砂锅中注入适量清水烧开，放入枣肉、莲子心。

3.盖上盖子，用小火煮15分钟。

4.揭盖，关火后放入蜂蜜。

5.搅拌均匀，将煮好的茶水盛出，装入碗中即可。

药茶功效：莲子心有清热、固精、安神、强心的功效，大枣有益气养血的作用，两药合用可直泻心火，有效消除夏季的烦躁情绪，使心血得到滋养，睡眠自然安稳充足。

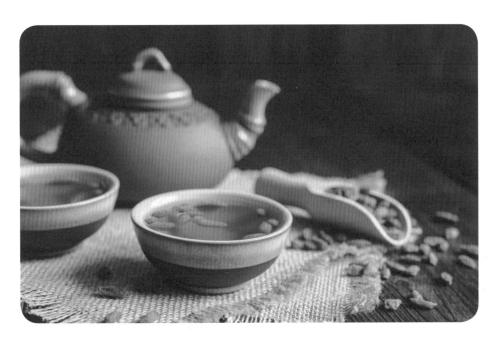

宁心安神——酸枣仁养心茶

材料准备： 酸枣仁 8 克，枸杞 5 克

制作方法：

1. 砂锅中注入适量清水烧开。
2. 倒入洗净的枸杞、酸枣仁。
3. 盖上盖，用小火煮 15 分钟。
4. 揭开盖，搅拌几下。
5. 把煮好的酸枣仁枸杞茶盛出，装入杯中即可饮用。

> 🔥 **药茶功效：** 酸枣仁有宁心安神、敛汗生津的功效，常用于虚烦不眠、惊悸健忘、体虚多汗等症；枸杞能滋养心血。夏至时节饮用此茶能安神补血，提高睡眠质量。

小暑——消暑清热

　　每年的公历7月6日或7日、8日是小暑。人体此时阳气过旺，心脏处于快速运转状态，故小暑养生以养心为要，防止中暑。饮食起居均忌贪凉，以免损伤阳气，为秋冬埋下病根，宜饮用清热解暑、清补开胃的药茶。

清热解毒——决明子夏枯草茶

材料准备：决明子15克，夏枯草5克，菊花5克

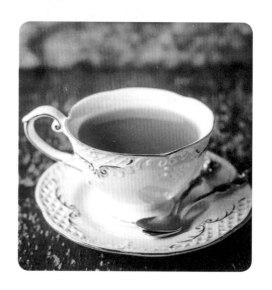

制作方法：

1.砂锅中注入适量清水烧热。

2.倒入备好的药材，拌匀。

3.盖上盖，烧开后用小火煮约40分钟。

4.揭盖，关火后盛出煮好的药茶，滤入杯中。

5.趁热饮用即可。

药茶功效：夏枯草制作的药茶有很好的清热解毒、降暑降温的功效，还能抗菌消炎、利尿消肿；菊花能疏散风热、降火明目；决明子性微寒，可润肠通便、降脂明目。三者合用，解暑功效极佳。

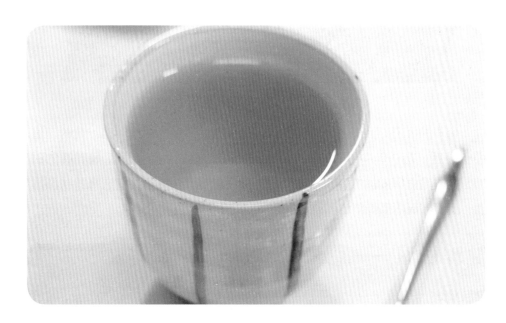

开胃消食——山楂菊花茶

材料准备： 鲜山楂 90 克，干菊花 15 克

制作方法：

1. 将洗净的山楂去除头尾，切开。
2. 去除果核，把果肉切成小块，备用。
3. 砂锅中注入适量清水烧开。
4. 倒入洗净的干菊花，放入山楂，搅拌匀。
5. 盖上盖，小火煮约 10 分钟至食材析出营养物质。
6. 揭开盖，略微搅拌一会儿，关火后盛出煮好的菊花茶即可。

🍵 **药茶功效：** 山楂能帮助脂肪分解，其酸味物质还能促进胃酸分泌，因此具有开胃、消食、降脂的作用；菊花可祛肝火，清凉解暑。两者做成茶饮，可缓解暑热导致的食欲不振。

大暑——除湿排浊

　　每年的公历7月22日或23日、24日是大暑。大者，"极"也。此时正值中伏前后，是一年中最热的时候。每个季节的最后一个节气都是养脾的时期，尤其是湿润闷热的夏季。此时养生要注意养脾、养阳，宜选择既祛湿排浊，又温和而不损脾阳的药茶。

健脾祛湿——薏米茶

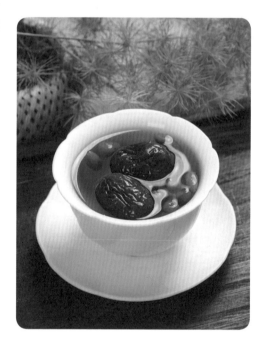

材料准备： 薏米 110 克，大枣 15 克，枸杞 10 克

制作方法：

1.煎锅置火上，倒入薏米，用中小火炒干水汽。

2.关火后放凉待用。

3.取一茶壶，撒上备好的大枣、枸杞。

4.倒入炒过的薏米，注入适量开水至八分满。

5.盖上盖，浸泡约 3 分钟。

6.另取一茶杯，倒入泡好的薏米茶即可。

> 🔥 **药茶功效：** 薏米具有利水渗湿、健脾止泻等作用，大枣、枸杞是补血佳品，三者制成茶饮具有除湿排浊的功效。本款茶饮药效温和，兼有调和脾胃、滋阴养血的作用。

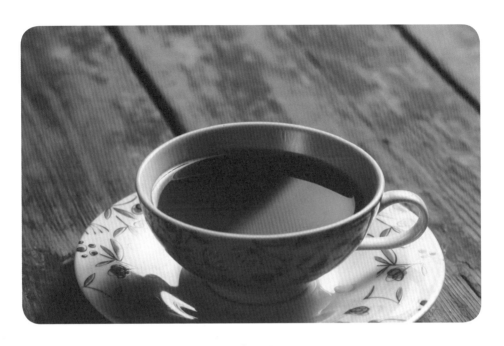

补血安神——大枣大麦茶

材料准备： 熟大麦 30 克，大枣 20 克

制作方法：

1. 砂锅中注入适量清水烧开，倒入大麦、大枣，拌匀。

2. 加盖，大火煮 15 分钟。

3. 揭盖，关火后将煮好的茶水盛出，装入杯中即可。

药茶功效： 大麦含有丰富的 B 族维生素，具有养心安神的作用；大枣含有蛋白质、糖类、胡萝卜素、B 族维生素、维生素 C、维生素 P、钙、磷、铁等营养成分，可补血、健脾、养心。

立秋——敛阴润燥

　　每年的公历8月7日或8日、9日是立秋。立秋以后，气温由热转凉，食欲也开始增加，但白天气温仍较高，养生可遵循"燥则润之"的原则，顺应自然界由生长向收藏的转变，由养阳转而养阴，宜饮用养阴清热、润燥止渴、宁心安神的药茶。

养阴清热——罗汉果桂圆茶

材料准备：罗汉果1个，桂圆肉30克

制作方法：

1.砂锅中注入适量清水烧开。

2.放入备好的罗汉果、桂圆肉，搅拌至均匀。

3.盖上盖，用小火煮约20分钟至食材熟透。

4.揭开盖，搅拌匀。

5.关火后盛出煮好的茶，装入碗中即可。

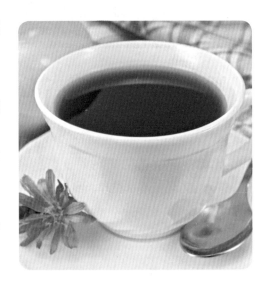

> **药茶功效：**桂圆有益脾、健脑、补血益气的作用；罗汉果含有果糖、氨基酸、黄酮等成分，具有清热凉血、生津止咳、美容养颜等功效。

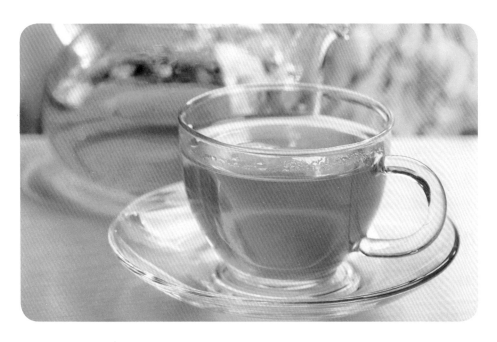

润燥生津——青橄榄芦根茶

材料准备： 青橄榄 45 克，芦根 12 克

制作方法：

1. 砂锅中注入适量清水烧开，倒入洗净的芦根。
2. 盖上盖，用中火煮约 20 分钟，至药材析出有效成分。
3. 揭开盖，捞出药材，再放入洗净的青橄榄。
4. 转大火煮约 3 分钟，至其变软。
5. 关火后盛出煮好的芦根茶，装在杯中即可。

药茶功效： 青橄榄有清热解毒、利咽化痰、生津止渴、除烦醒酒等功效；芦根具有清热生津、除烦、止呕、利尿的作用。这款药茶味道微酸，饮用后能缓解咽喉不适、润燥生津。

处暑——滋阴润肺

　　每年的公历8月22日或23日、24日是处暑。处暑养生应继续养肺，同时关注脾胃健康。由于此时空气湿度较低，燥气开始生成，皮肤、口鼻相对干燥，宜饮用生津润肺、滋阴润燥的药茶。

生津润肺——玉竹西洋参茶

材料准备： 玉竹 5 克，西洋参少许

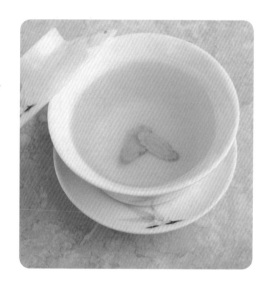

制作方法：

1. 砂锅中注入适量清水烧开，倒入备好的玉竹。
2. 盖上盖，用中火煮约 10 分钟。
3. 揭盖，转小火保温，待用。
4. 取一个茶杯，放入西洋参。
5. 再盛入砂锅中的汤汁。
6. 泡一会儿，即可饮用。

🔥 **药茶功效：** 西洋参含有人参皂苷、氨基酸、果胶、人参三糖、甾醇等营养成分，具有补气养血、滋阴补肾、健脾养胃等功效；玉竹有润肺养胃、生津增液的功效。

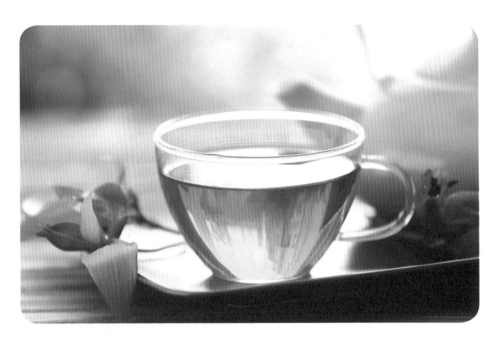

滋阴养肺——玉竹麦冬茶

材料准备： 玉竹 6 克，灵芝 5 克，麦冬 4 克

制作方法：

1.砂锅中注入适量清水烧开，倒入灵芝、玉竹、麦冬，拌均匀。

2.盖上盖，烧开后用小火煮约 20 分钟。

3.关火后揭开盖，盛出茶水，滤入杯中。

4.饮用时加入少许蜂蜜调匀即可。

> 🍵**药茶功效：** 玉竹含有维生素A、挥发油、皂苷、氨基酸、多糖等营养成分，具有养心阴、降血脂、增强免疫力等功效；灵芝可滋阴养肝、宁心神、强身体。这款药茶能滋养心肺之阴，适合秋季饮用。

白露——益气化痰

　　每年的公历9月7日或8日、9日是白露。白露节气呈现出典型的秋季气候，燥邪肆虐，"喜润恶燥"的肺常受到侵犯，很多人会开始咳嗽，还容易出现口干、鼻干、咽干、皮肤干燥等不适症状，宜饮用生津止咳、化痰润燥、滋阴益气的药茶。

润肺清痰——枇杷桑叶杏仁茶

材料准备： 枇杷叶5克，桑叶3克，甜杏仁8克

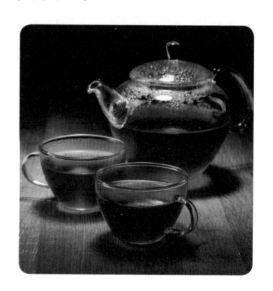

制作方法：

1. 砂锅中注入适量清水烧开。
2. 倒入备好的枇杷叶、桑叶、甜杏仁。
3. 盖上盖，大火煮20分钟。
4. 关火后将药材捞干净。
5. 盛出药汁，装入碗中即可。

🍵 **药茶功效：** 枇杷叶具有润肺清痰、清热解毒、止咳止血等功效；桑叶可疏散风热、清肺润燥；甜杏仁祛痰止咳。这款药茶有助于降肺火。

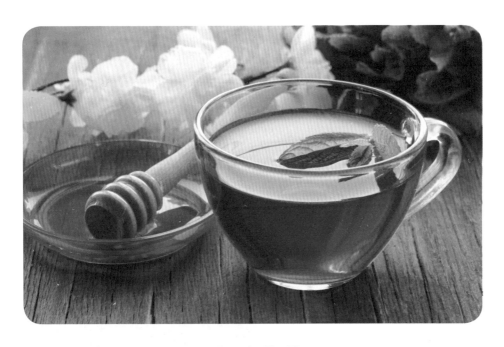

生津润燥——太子参甘草茶

材料准备： 太子参 10 克，甘草 3 克，薄荷叶少许

制作方法：

1. 砂锅中注入适量清水烧开，倒入洗净的太子参、甘草。

2. 盖上盖，用中火煮约 15 分钟。

3. 揭盖，用小火保温，待用。

4. 揭取茶杯，放薄荷叶，盛入煮好的药汁，泡约 1 分钟至香气散出。

5. 趁热饮用即可。

> 🔥 **药茶功效：** 太子参具有健脾润肺、养气生津、清心安神等功效，是一味补气生津要药，搭配甘草、薄荷叶，能够消除咽部不适、化痰生津，并能调理久咳导致的肺肾气虚，强化体质。

秋分——宣发肺气

　　每年的公历9月22日或23日、24日是秋分。自然界的阳气与阴气达到新的平衡点，此后阴气将胜于阳气，人体要与之相应，注意调节气血、津液、脏腑的平衡。此时已进入秋季进补的时期，要注重对肺脾肾三脏的养护，宜饮用宣发肺气、补脾止泻、益肾固精的药茶。

调理脾肺肾——黄芪党参枸杞茶

材料准备：黄芪15克，党参15克，枸杞8克

制作方法：

1. 砂锅中注入适量清水烧开。
2. 放入洗好的黄芪、党参。
3. 盖上盖，用小火煮约20分钟。
4. 揭盖，放入洗好的枸杞。
5. 拌煮约2分钟，至其有效成分完全析出。
6. 关火后将煮好的茶水装入碗中即可。

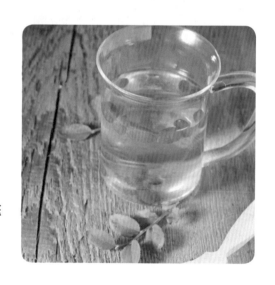

药茶功效：黄芪、党参均可补脾、肺之气；枸杞含有胡萝卜素、多种维生素、钙、铁等营养成分，具有滋补肝肾、益精明目等功效。这款药茶非常适宜深秋时节饮用，可综合调理肺脾肾三脏。

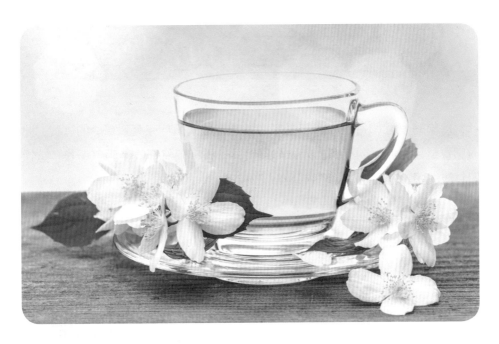

宣发肺气——枳实茶

材料准备： 枳实 10 克

制作方法：

1. 砂锅中注入适量清水烧开，倒入洗净的枳实。

2. 盖上盖子，烧烤后再用小火煮 10 分钟。

3. 揭开盖子，搅拌片刻。

4. 把煮好的药茶盛出，滤入杯中即可。

🔥 **药茶功效：** 枳实含有黄酮苷、挥发油、橙皮苷和柚皮苷等
成分，能促进肠胃蠕动。这款药茶有很好的开胃消食作用，并
能宣发肺气，适宜秋分时节饮用。

寒露——养阴祛燥

每年的公历10月8日或9日是寒露。寒露是气候从凉爽到寒冷的过渡，此时感冒是最易流行的疾病。人体与自然界一样，阳气渐收，阴气渐长，宜饮用甘淡滋润、养阴祛燥、增强免疫力的药茶。

滋阴润肺——百合花茶

材料准备：百合花15克，冰糖20克

制作方法：

1. 取碗，放入百合花，注入适量清水，清洗片刻。

2. 捞出洗好的百合花，沥干水分，装盘，待用。

3. 电解养生壶中倒入水、百合花、冰糖，拌匀。

4. 盖上壶盖，选定"泡茶"功能。

5. 茶水煮好后，倒入茶杯中，待凉即可饮用。

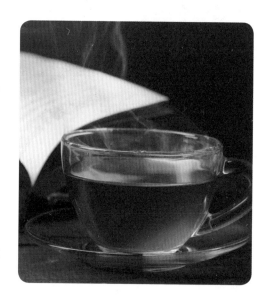

药茶功效：百合花甘寒质润，是一剂滋补良药，具有润肺、清火、安神等功效；冰糖性平味甘，具有生津止渴、化痰止咳、清热除火等功效。两者一起泡成茶饮，滋阴润肺效果更佳。

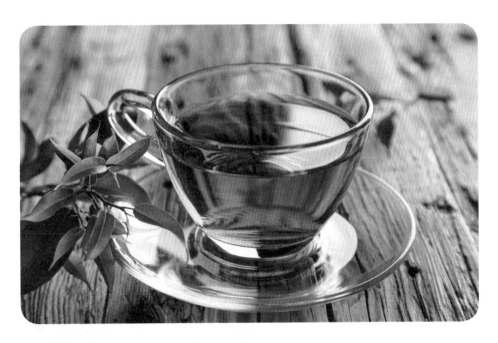

滋阴祛燥——蜜枣茶

材料准备：蜜枣 3 颗，贡菊 10 克，人参片 5 克，枸杞适量

制作方法：

1.砂锅中注入适量清水烧开，倒入备好的贡菊、人参片、蜜枣、枸杞。

2.盖上盖，用小火煮约 20 分钟至药材析出有效成分。

3.关火后揭盖，盛出煮好的茶水，装入杯中。

4.趁热饮用即可。

> 🌿 **药茶功效：**蜜枣含有维生素C、芦丁、钙、铁等营养成分，具有降血压、增强免疫力、益气补血等功效；人参是补阴佳品；枸杞可滋养肝肾之阴；贡菊亦能润燥养阴。这款药茶既滋润，又祛燥。

霜降——暖胃补血

每年的公历10月23日或24日是霜降。民间有谚语"一年补透透，不如补霜降"，作为秋季的最后一个节气，除遵循养阴、养肺、润燥的总原则，同样要注重养胃健脾、祛除胃寒，宜饮用防寒养胃、暖胃暖宫、补血益气的药茶。

暖胃养血——大枣桂花茶

材料准备： 大枣 3 颗，桂花 5 克，红茶叶 7 克

制作方法：

1. 洗净的大枣切开，去核，把果肉切成小块。

2. 取茶杯，倒入红茶叶，注入少量开水冲洗，滤出水分。

3. 杯中加入洗净的大枣、桂花，再注入适量开水，至八九分满。

4. 盖上杯盖，泡约 5 分钟，至散出茶香味。

5. 揭盖，趁热饮用即可。

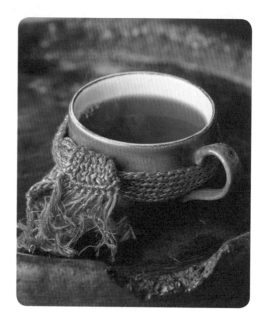

药茶功效： 红茶茶性偏温，具有暖胃的作用，并具有较强的杀菌、消炎作用，可增强人体的免疫力，此外还能降血糖、降血脂。这款药茶中的桂花、大枣也都具有暖胃功效。

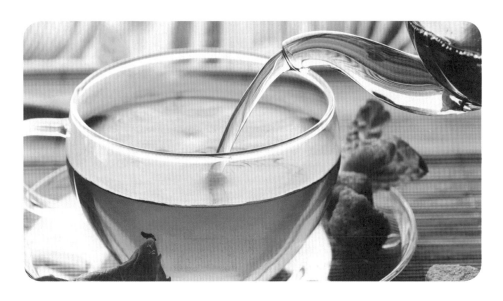

补血益气——黄芪大枣茶

材料准备： 黄芪 15 克，大枣 3 颗，枸杞少量

制作方法：

1.锅中注入适量清水，倒入黄芪、大枣，浸泡约 25 分钟，使之煮制时容易熟软。

2.盖上盖，用大火煮开后转小火，续煮 20 分钟。

3.揭盖，放入枸杞，拌匀。

4.盖上盖，稍煮一会儿至枸杞熟软。

5.揭盖，关火后盛出煮好的药汤，装碗即可。

> **药茶功效：** 大枣性温味甘，归脾、胃经，是脾胃虚弱、气血不足、倦怠无力、失眠等患者很好的保健品；黄芪是补气要药；枸杞能滋阴养血。三者合用，是补血益气、温胃养胃的补养佳品。

立冬——敛阴固阳

　　每年的公历11月7日或8日是立冬。立冬时节，万物开始冬藏，人体的阳气潜藏于内，新陈代谢逐渐缓慢，饮食养生要注重温补、养护肾脏，宜饮用敛阴固阳、养血温中的药茶。

增强元气——玫瑰花西洋参茶

材料准备： 玫瑰花15克，西洋参10克

制作方法：

1. 砂锅中注入适量清水烧开。
2. 放入备好的玫瑰花和西洋参。
3. 用小火煮约20分钟。
4. 关火后盛出药茶即可饮用。

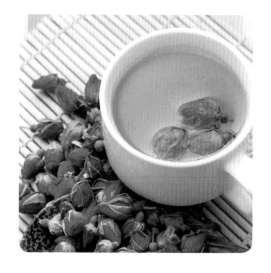

　　药茶功效： 冬季进参不仅能固本培元，使身体正气恢复，而且有利于驱病祛邪，使身体得到调养。玫瑰花具有良好的活血功效；西洋参可滋阴益气。这款茶饮可以增强元气，让人精神百倍。

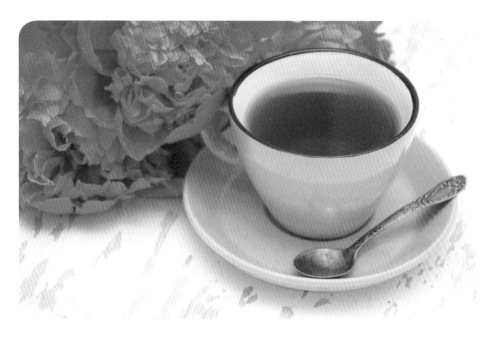

祛寒固阳——核桃桂圆茶

材料准备：核桃仁 30 克，桂圆肉 15 克，白糖适量

制作方法：

1. 砂锅中注入适量清水烧开。

2. 放入备好的桂圆肉、核桃仁。

3. 盖上盖，用小火煮约 20 分钟至食材熟透。

4. 揭开盖，放入适量白糖。

5. 拌匀，煮至白糖溶化。

6. 关火后盛出煮好的茶，装入碗中即可。

药茶功效：核桃仁具有止咳化痰、温肺补肾、润燥滑肠、增强免疫力等功效，搭配桂圆肉，有助于初冬季节祛寒、固阳。

小雪——助阳益肾

　　每年的公历11月22日或23日是小雪。入冬后的第一次降雪常在此时，但雪量不大，故名"小雪"。小雪之后，天气阴冷干燥，草木凋敝，体质偏寒的人此时会感觉很不舒适，甚至心情抑郁，应该多吃些温补的食物，保持身体阳气充足，宜饮用助阳益肾、健脑活血、舒缓心情的药茶。

补肾固精——冬虫夏草茶

材料准备： 冬虫夏草3根

制作方法：

1.将冬虫夏草放进清水中稍微泡一下，用小毛刷刷干净泥土，备用。

2.砂锅中注入适量清水烧开，放入备好的冬虫夏草。

3.用大火煮约10分钟。

4.关火后盛出药茶，趁热饮用即可。

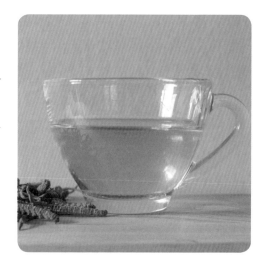

🔥 **药茶功效：** 冬虫夏草可以增强机体的免疫力，滋补肺肾，对肺癌、肝癌等有明显的抑制作用，在临床上对肺虚久咳、气喘、肺结核咯血、盗汗、肾虚腰膝酸痛、阳痿遗精、神经衰弱等都有疗效。

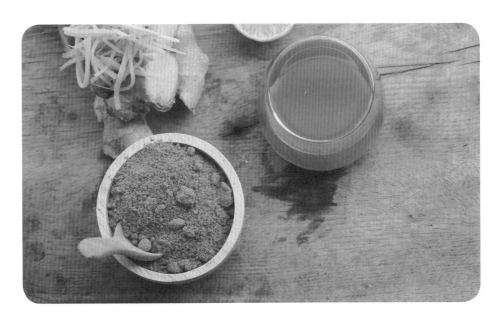

活血暖胃——生姜红糖茶

材料准备： 生姜 40 克，红糖适量

制作方法：

1. 洗净去皮的生姜切成薄片，再切成细丝，备用。

2. 砂锅中注入适量清水烧开，放入姜丝。

3. 调至大火，煮 2 分钟。

4. 调至小火，倒入红糖。

5. 搅拌均匀，至糖分完全溶解。

6. 关火后盛出煮好的姜茶即可。

> 🔥**药茶功效：** 生姜含有姜辣素、B 族维生素、蛋白质、矿物质等营养成分，有散温祛热、补脾益胃、降逆止呕等功效；红糖可健脾暖胃、缓中止痛、活血化瘀。这款药茶非常适宜冬季饮用。

大雪——温肾祛寒

　　每年的公历12月6日或7日、8日是大雪。中医认为，大雪时节是冬季进补的最佳时节，身体需要大补热量，可增加一些温热的调味品，宜饮用温肾助阳、祛寒暖身的药茶。

祛寒暖身——生姜大枣茶

材料准备：生姜35克，大枣3颗，红糖少许

制作方法：

1.处理好的生姜切成片，再切成丝，待用。

2.砂锅中注入适量清水烧开，倒入大枣丁、生姜丝。

3.用大火煮约5分钟。

4.关火后盛出药茶，趁热饮用即可。

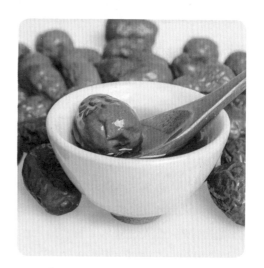

药茶功效：生姜具有祛寒暖身、促进食欲等功效；大枣含有非常丰富的维生素C，可美白祛斑，并能补血暖胃。此款茶品可开胃、养颜，还可以驱散体内的寒气，提高人体的免疫力。

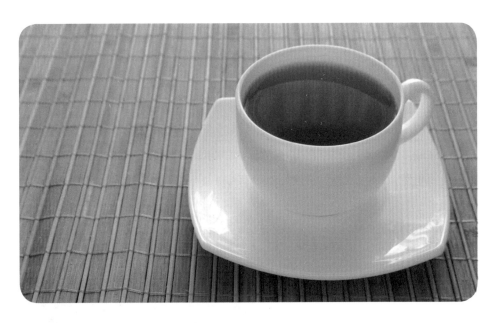

温肾助阳——何首乌助阳茶

材料准备： 何首乌 15 克，补骨脂 10 克，菟丝子 6 克

制作方法：

1. 砂锅中注水烧开，放入洗净的何首乌、补骨脂、菟丝子。

2. 盖上盖，烧开后用小火煲煮约 15 分钟。

3. 揭盖，捞出药材及杂质。

4. 再用中火续煮片刻。

5. 关火后盛出砂锅中的茶汁，装入杯中，趁热饮用即可。

> 🔥 **药茶功效：** 何首乌有补肝肾、益精血、乌须发、强筋骨之功效，可调理面色萎黄或苍白、畏寒肢冷、腰膝酸痛；补骨脂主要调理肾阳不足；菟丝子亦为补肾壮阳之常用药。这款药茶可预防天气寒冷引发的肾阳虚。

冬至——固肾健脾

每年的公历12月21日或22日、23日是冬至。这一天，民间有吃水饺、喝羊汤、吃汤圆等习俗，其目的是驱散体内的寒气。此时适当进补，有助于体内阳气的生发，增强体质，宜饮用固肾强精、健脾养胃、温补的药茶。

温补祛寒——黄芪当归茶

材料准备： 桂圆肉20克，当归8克，黄芪5克

制作方法：

1.砂锅中注入适量清水烧开。

2.放入洗净的黄芪、当归、桂圆肉，搅拌匀。

3.盖上盖，烧开后再用小火煮约20分钟。

4.揭盖，盛出煮好的药茶，装入碗中即可。

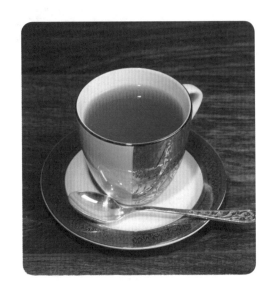

药茶功效： 黄芪有利于降血压、保肝、抗衰老；桂圆可开胃健脾、美容养颜；当归具有补血活血、通经活络等功效。冬季饮用能有效促进血液循环，提高御寒的能力。

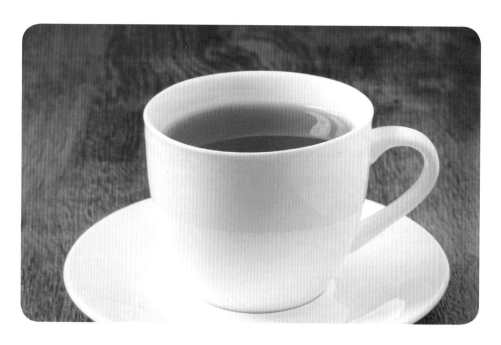

补肾助阳——巴戟天牛膝茶

材料准备： 牛膝 10 克，巴戟天 8 克

制作方法：

1. 砂锅中注入适量清水，用大火烧开。

2. 倒入洗净的巴戟天、牛膝。

3. 盖上盖，煮沸后用小火煮约 20 分钟。

4. 揭盖，搅拌均匀，关火后盛出煮好的茶水。

5. 将药茶装入碗中，待稍微冷却后即可饮用。

> 🍵**药茶功效：** 牛膝为补益之品，可引气血下注，可治肾虚引
> 起的腰疼；巴戟天性温，具有补肾助阳等多种功效。这款茶是
> 治疗肾阳不足引起的腰膝疾患的良药。

小寒——温养阳气

　　每年的公历1月5日或6日、7日是小寒。民谚有"三九补一冬，来年无病痛"之说，小寒合理进补可及时补充气血津液，抵御严寒侵袭。坚持温补为主，以温肾健骨，宜饮用温养阳气、滋补气血的药茶。

补肾壮阳——黄芪羊藿茶

材料准备： 黄芪5克，淫羊藿5克，
五味子8克

制作方法：

1. 砂锅中注入适量清水烧开。
2. 倒入备好的药材，拌匀。
3. 盖上盖，用小火煮15分钟。
4. 揭开盖，将药茶滤入杯中。
5. 静置一会儿，待稍微放凉后即可饮用。

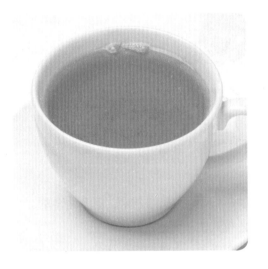

🍵 **药茶功效：** 黄芪有增强机体免疫功能、保肝、益气固表的作用；淫羊藿具有补肾壮阳、降血压等功效；五味子可敛肺止咳、生津止渴。这款药茶兼补气血，阴阳双补。

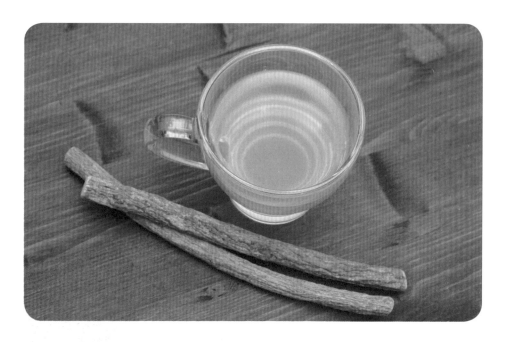

健脾益气——甘草桂枝茶

材料准备： 炙甘草 10 克，桂枝 15 克

制作方法：

1. 砂锅中注入适量清水烧开。

2. 取一茶杯，放入备好的桂枝和炙甘草。

3. 注入适量的开水。

4. 盖上盖子，浸泡约 5 分钟即可。

5. 揭开盖子，稍冷却即可饮用。

🔥 **药茶功效：** 炙甘草有益气健脾的功效；桂枝能发汗解肌、温经通脉。此茶能调理风寒表证、肩背肢节酸疼、胸痹痰饮、食欲不佳等症，适宜脾胃虚寒者及风寒初起时饮用。

大寒——祛寒益胃

　　每年的公历1月20日或21日是大寒。大寒之后便是春天，养生也应关注脏腑变化，一方面需要摄入充分的营养以抵御寒冷，另一方面应兼顾脾胃，为立春阳气生发做好准备。此时宜饮用祛寒气、补脾胃、益肺肾的药茶。

健脾益气——五子茶

材料准备： 枸杞8克，菟丝子7克，车前子5克，五味子5克，覆盆子8克

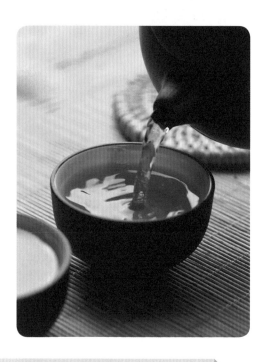

制作方法：

1. 砂锅中注入适量清水烧开。

2. 放入枸杞、菟丝子、车前子、五味子、覆盆子。

3. 用勺搅拌匀。

4 盖盖，用小火煮20分钟至药材析出有效成分。

5. 揭盖，搅拌均匀。

6. 关火后把煮好的药茶盛出，装入碗中即可。

> ❤ **药茶功效：** 本药茶中的药材均含有强身益肾、清热降压的功效，能有效改善脾、肺、肾功能，可治疗脾虚、咳嗽等症状，缓解多种肾脏炎症，如膀胱炎、尿道炎等。

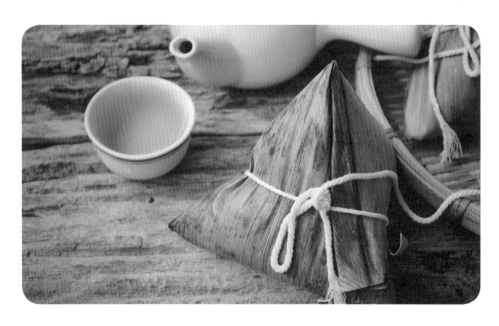

清肠暖胃——糙米茶

材料准备：糙米 80 克

制作方法：

1. 煎锅置火上，烧热，倒入备好的糙米。

2. 用中小火翻炒一会儿至黄褐色，关火待用。

3. 取一茶壶，盛入炒过的糙米。

4. 注入适量的开水，至八九分满。

5. 盖上盖，浸泡约 5 分钟，至茶散发出香味。

6. 另取一茶杯，倒入泡好的糙米茶即可。

> 🔥 **药茶功效：**糙米茶属于中性偏热食品，非常适合在寒冷的冬季饮用，能够滋补温暖身体、清理肠道，对于便秘、糖尿病、高血压、血脂黏稠有不错的效果。炒过的糙米对脾胃无刺激，更温和。

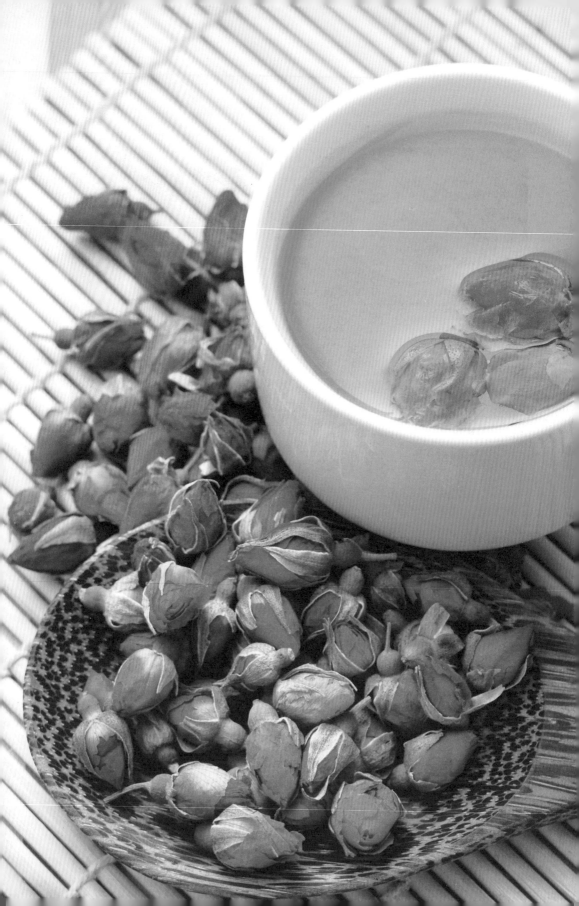

chapter *03*

增强免疫，百病难侵
——14种功能茶饮

调理好睡眠

菊花合欢茶

材料准备： 菊花 10 克，合欢花 12 克，蜂蜜 20 克

制作方法：

1.合欢花和菊花放入盛水的碗中，搅拌，洗净捞出，沥干水分。

2.砂锅中注入适量清水烧热。

3.倒入备好的合欢花、菊花。

4.盖上盖，烧开后再用小火煮约 10 分钟。

5.揭开盖，搅拌匀，倒出茶水，装入杯中，稍稍冷却后加入蜂蜜调匀即可。

甘草灵芝茶

材料准备： 甘草 8 克，灵芝 12 克，蜜枣 20 克

制作方法：

1.砂锅中注入清水烧热，倒入洗净的灵芝，放入洗好的甘草，撒上备好的蜜枣。

2.盖上盖，烧开后转小火煮约60分钟，至药材析出有效成分。

3.揭盖，搅拌几下，关火后盛出煮好的甘草灵芝茶，趁热饮用即可。

安神养心茶

材料准备： 五味子、旱莲草、刘寄奴各少许

制作方法：

1.砂锅中注入清水烧开，倒入五味子、刘寄奴、旱莲草。

2.盖上盖，烧开后用小火煮约 15 分钟，至药材析出有效成分。

3.揭盖，捞出药材，盛出药膳茶，滤入杯中，趁热饮用即可。

喝出好情绪

洛神菊花茶

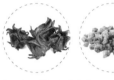

材料准备： 洛神花 20 克，菊花 15 克，红糖 10 克

制作方法：

1. 将洛神花、菊花放入盛水的碗中，搅拌片刻，清洗掉杂质，捞出备用。

2. 砂锅中加清水至 0.7 升水位线。

3. 放入洛神花和菊花，盖上盖，烧开后再用小火煮约 10 分钟。

4. 揭盖，放入红糖搅拌，煮至溶化，将茶水倒入杯中即可。

鲜薄荷柠檬茶

材料准备： 柠檬 70 克，鲜薄荷叶少许，冰糖适量，
热红茶适量

制作方法：

1. 洗净的柠檬切薄片，待用；瓷杯中注入备好的热红茶。

2. 放入柠檬片，加入少许冰糖，拌匀；点缀几片薄荷叶，浸泡一会儿即可饮用。

五花茶

材料准备： 菊花、木棉花、槐花各 2 克，金银花、
鸡蛋花各 1 克，蜂蜜适量

制作方法：

1. 砂锅中注入适量清水，倒入备好的材料，盖上盖，用大火煮开。

2. 关火之后，闷 20 分钟至析出有效成分。

3. 揭盖，盛出药汤，滤入杯中，待稍微放凉后加入蜂蜜，拌匀后即可饮用。

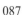

红润好气色

党参黄芪枸杞茶

材料准备： 黄芪、党参各 15 克，枸杞 10 克

制作方法：

1. 砂锅中注水烧开，放入黄芪、党参。

2. 盖上盖，用小火焖煮约 20 分钟，至其析出有效成分。

3. 揭盖，放入洗好的枸杞。

4. 拌煮约 2 分钟，至其有效成分完全析出，将煮好的茶水滤入杯中即可饮用。

大枣黄芪茶

材料准备： 大枣 25 克，黄芪 15 克

制作方法：

1. 砂锅中注水烧开，放入大枣、黄芪。

2. 盖上盖，用小火焖煮 20 分钟，至其析出有效成分。

3. 关火之后把煮好的药茶盛出，再装入碗中。

4. 静置一会儿，待稍微放凉后即可饮用。

桂圆大枣茶

材料准备： 桂圆、大枣、枸杞、玫瑰花各 2 克，冰糖少许

制作方法：

1. 杯中倒入开水，温杯。

2. 将大枣、桂圆、枸杞、玫瑰花、冰糖一起放入杯中，倒入适量开水刚好没过茶材。

3. 轻轻摇晃茶杯，将第一泡茶水倒出，再倒入适量开水，泡5分钟后即可饮用。

温和调肠胃

益胃茶

材料准备： 党参 12 克，枳实 10 克，煨木香 7 克，蒲公英 15 克

制作方法：

1. 将药材研成粗末。

2. 用纱布包好后置于盖杯中，取适量沸水冲泡。

3. 频频饮用，若觉味苦，可加入少许冰糖。

红糖山楂茶

材料准备： 山楂干 30 克，益母草 20 克，红糖 20 克

制作方法：

1. 将山楂、益母草放入砂锅内。

2. 加适量清水，煮取汁液。

3. 加入红糖，再煮至红糖完全溶化即可饮用。

大麦甘草茶

材料准备： 大麦 10 克，甘草 2 克，冰糖适量，煮茶包 1 个

制作方法：

1. 把大麦和甘草放入煮茶包中。

2. 砂锅中加适量清水，放入煮茶包煮 10 分钟左右。

3. 放入冰糖，煮至溶化即可饮用。

清肝亦明目

夏枯草菊花茶

材料准备：夏枯草 5 克，菊花 4 克，决明子 15 克

制作方法：

1. 砂锅中注入适量清水烧热，倒入备好的药材，拌匀。

2. 盖上盖，烧开后用小火煮约 30 分钟，至药材析出有效成分。

3. 盛出煮好的药茶，滤入杯中即可饮用。

菊花枸杞蜜枣参茶

材料准备：贡菊 10 克，蜜枣 12 克，人参片 8 克，枸杞少许

制作方法：

1. 砂锅中注入适量清水烧开，倒入备好的贡菊、蜜枣、人参片、枸杞。

2. 盖上盖，用小火煮约 30 分钟至药材析出有效成分。

3. 盛出煮好的茶水，装入杯中趁热饮用即可。

枸杞菊花茶

材料准备：枸杞、菊花各 3 克，淡竹叶、甘草各 2 克，冰糖适量

制作方法：

1. 往杯中倒入开水，温杯。

2. 将枸杞、菊花、淡竹叶、甘草放入杯中，倒入适量开水刚好没过茶材。

3. 轻轻摇晃茶杯，将第一泡茶水倒出，再倒入适量开水，泡 5 分钟后即可饮用。

消乏又养神

党参蜂蜜茶

材料准备：党参 10 克，黄芪 10 克，薏米 30 克，蜂蜜 15 克

制作方法：

1. 黄芪、党参和薏米洗净备用；将党参剪成小段。

2. 砂锅中放入全部材料，加入 20 碗水，大火烧开，转中小火烧煮 1 个小时左右。

3. 杯中加入适量的蜂蜜即可饮用。

菊花雪梨茶

材料准备：雪梨 1 个，野生菊花 8 克，干枸杞 10 粒，蜂蜜 15 克

制作方法：

1. 雪梨洗净去皮，切成小块。

2. 菊花放入锅中，加适量清水，大火煮开后关火，盖上锅盖焖 5 分钟。

3. 将煮过的菊花过滤掉，留菊花水，重新倒回锅中，放入雪梨块、干枸杞，大火烧开后转小火煮 30 分钟，加适量蜂蜜，凉凉后即可饮用。

人参麦冬茶

材料准备：人参 60 克，麦冬 30 克

制作方法：

1. 备好的人参切成小片，备用。

2. 砂锅中倒入人参片、麦冬，倒入适量清水刚好没过茶材，大火烧开。

3. 转中小火烧 1 小时左右。

4. 盛出煮好的药茶，滤入杯中即可饮用。

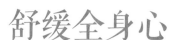
舒缓全身心

蜂蜜金银花茶

材料准备： 金银花 30 克，蜂蜜 20 克

制作方法：

1. 将金银花放进砂锅中，加水煎煮。

2. 文火煎后，至药材析出有效成分，过滤取其药汁，然后加蜂蜜调匀。

3. 每日早晚温服。

陈皮蜜茶

材料准备： 陈皮 40 克，蜂蜜 20 克

制作方法：

1. 将泡好的陈皮剪成小块。

2. 将剪好的陈皮放入砂锅中，加适量清水。

3. 焖煮约 5 分钟至陈皮有效成分析出。

4. 将煮好的陈皮茶倒入杯中，待陈皮茶稍稍放凉后，加入蜂蜜，搅拌均匀即可。

玫瑰荷叶茶

材料准备： 玫瑰花、干荷叶、洋甘菊、决明子、洛神花各 3 克，冰糖 3 克

制作方法：

1. 杯中倒入开水，温杯。

2. 将玫瑰花、干荷叶、洋甘菊、决明子、洛神花放入杯中，倒入适量开水刚好没过茶材。

3. 轻轻摇晃茶杯，将第一泡茶水倒出，再倒入开水，将冰糖放入，搅拌，泡 5 分钟后即可饮用。

瘦身又减脂

山楂决明降脂茶

材料准备： 山楂干40克，熟决明子20克，绿茶700毫升，冰糖适量

制作方法：

1. 将山楂干放入清水中，浸泡5分钟后，用水冲干净。

2. 砂锅中倒入清水，放入山楂干和决明子，用大火煮开。

3. 改成小火煮15分钟，然后放入绿茶，继续煮5分钟。

4. 盛出煮好的药茶，放入冰糖搅匀，滤入杯中即可饮用。

薏米茶

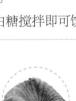

材料准备： 薏米200克，大枣20克，枸杞10克，白糖适量

制作方法：

1. 先将薏米的碎粒和杂质挑选干净，用清水将其洗净。

2. 控干水分，放入平底锅内，开小火，将其焙出浓郁的米香味，谨防煳掉。

3. 将洗净的枸杞和大枣放入茶壶中，再放入焙熟的薏米。

4. 倒入沸水，浸泡10分钟，根据个人口味放入适量的白糖搅拌即可饮用。

荷叶决明子玫瑰茶

材料准备： 荷叶8克，决明子15克，玫瑰花3克

制作方法：

1. 准备一个空茶杯，放入适量的决明子。

2. 放入适量的荷叶，再放入适量的玫瑰花。

3. 开水烧开后，稍微凉凉至温度100℃左右，倒入茶杯。

4. 静置5分钟即可饮用。

调经又补血

益母草鸡蛋大枣茶

材料准备： 鸡蛋 1 个，益母草 50 克，桑寄生 50 克，大枣 5 个，红糖适量

制作方法：

1. 鸡蛋放进冷水下锅，煮 10 分钟左右。

2. 益母草和桑寄生用清水清洗，装入纱袋绑紧密封。

3. 将煮熟的鸡蛋、包好的纱袋，同大枣一起放入清水砂锅内。

4. 大火煮开，转小火焖半小时左右；放入适量的红糖，再焖 2 分钟，即可饮用。

黄芪大枣枸杞茶

材料准备： 黄芪 15 克，枸杞 10 克，大枣 5~7 颗

制作方法：

1. 砂锅中注入清水，倒入黄芪、大枣，浸泡约 30 分钟，使之煮制时容易熟软。

2. 用大火煮开后，转小火焖煮 20 分钟至药材有效成分析出。

3. 放入枸杞，小火煮 1 分钟至枸杞熟软，关火后盛出煮好的药茶即可饮用。

香附玫瑰茶

材料准备： 香附 3 克，玫瑰花 1 克，冰糖适量

制作方法：

1. 茶杯中倒入备好的香附、玫瑰花、冰糖。

2. 注入适量开水。

3. 盖上盖，泡约 10 分钟至药材析出有效成分。

4. 揭盖，趁热饮用即可。

乌发又顺发

黄精首乌丹参桑寄生茶

材料准备： 黄精 20 克，首乌 20 克，丹参 15 克，桑寄生 10 克

制作方法：

1. 砂锅中注入清水烧开，放入备好的药材。

2. 煮沸后用小火焖煮约 20 分钟，至其析出有效成分。

3. 揭盖，转中火略煮，关火后盛出煮好的药茶，滤取茶汁，装入茶杯中，趁热饮用即可。

山茱萸五味子茶

材料准备： 山茱萸 15 克，五味子 15 克，益智仁 10 克

制作方法：

1. 砂锅中注入适量清水烧开，放入备好的山茱萸、五味子、益智仁。

2. 用小火煮 20 分钟至其析出有效成分。

3. 揭开盖，盛出煮好的药膳茶，滤入杯中，静置一会儿，待稍微放凉后即可饮用。

太子参乌梅茶

材料准备： 乌梅 3 枚，太子参 5 克，甘草 3 克，冰糖适量

制作方法：

1. 杯中放入备好的太子参、乌梅。

2. 再加入甘草、冰糖。

3. 倒入适量沸水，搅拌匀；盖上盖，泡半小时即可饮用。

清新好口气

茉莉花柠檬茶

材料准备： 茉莉花 90 克，柠檬 10 克，红茶包 1 个，冰糖 80 克

制作方法：

1. 把茉莉花倒入清水中，浸泡片刻，待用。

2. 将洗净的柠檬切成厚薄均匀的片。

3. 在茶壶中放入红茶包、茉莉花，注入开水，泡约 1 分钟。

4. 放入备好的柠檬片、冰糖，泡至冰糖完全溶化即可饮用。

大枣蜂蜜柚子茶

材料准备： 柚子皮 90 克，冰糖 80 克，柚子肉 110 克，盐、大枣各适量

制作方法：

1. 备好的柚子皮切成丝，装碗中，撒上盐，搅拌匀，加入适量的精盐腌渍 30 分钟，将柚子皮丝腌渍出的汁水倒出。

2. 腌制好的柚子皮挤干水分，把柚子皮铺在砂锅的底部。

3. 在柚子皮上面放上柚子果肉备用，往砂锅里加入清水，能没过柚子即可。

4. 大火烧开后炖煮 20 分钟左右。

5. 待砂锅内的水分减少后加入冰糖，改小火炖煮，直到汤汁变得浓稠时关火。

6. 把大枣柚子茶放凉，加入适量的蜂蜜拌匀即可饮用。

迷迭香玫瑰茶

材料准备： 迷迭香 5 克，玫瑰花 10 克，甘草 3 克

制作方法：

1. 在茶杯中放入迷迭香、玫瑰花、甘草。

2. 用沸水冲泡，浸泡约 10 分钟即可饮用。

利尿又排毒

钱草玉米茶

材料准备：钱草 80 克，玉米须 30 克，绿茶 5 克

制作方法：

1. 将钱草、玉米须放入砂锅中，注水浸过药材。

2. 开火沸煮 15 分钟左右，水煎 2 次。

3. 合并煎液，代茶饮用即可。

车前茶

材料准备：车前子 20 克，肉桂 1 克，绿茶 3 克

制作方法：

1. 将车前子、肉桂、绿茶放入茶壶内。

2. 用沸水冲泡。

3. 加盖闷 10 分钟，即可饮用。

黄芪瓜皮茶

材料准备：黄芪 30 克，白茅根 30 克，冬瓜皮 60 克，肉苁蓉 10 克

制作方法：

1. 将上述药材研磨成粗末，放入茶壶。

2. 用沸水冲泡。

3. 加盖闷 30 分钟，即可饮用。

保护前列腺

枸杞茶

材料准备： 枸杞 20 克，绿茶 3 克

制作方法：

1. 将上述药材放入茶壶。

2. 用沸水冲泡。

3. 加盖闷 5 分钟，即可饮用。

山地苁蓉茶

材料准备： 生地、山药各 25 克，肉苁蓉 20 克

制作方法：

1. 将上述药材研磨成粗末，放入茶壶。

2. 用沸水冲泡。

3. 加盖闷 30 分钟，即可饮用。

知母黄柏茶

材料准备： 知母、黄柏、车前子各 18 克，肉桂 3 克，
绿茶 3 克

制作方法：

1. 将上述药材加水 800 毫升煎至 300 毫升。

2. 再加入绿茶，煮约 5 分钟。

3. 取汁代茶饮用。

儿童不厌食

党参山药茶

材料准备： 党参 5 克，山药 5 克，生姜 3 克，蜂蜜 10 克

制作方法：

1. 将党参、山药研为粗末，切碎生姜，放入茶壶。

2. 用沸水冲泡，加盖闷 20 分钟。

3. 加入蜂蜜，即可饮用。

山楂桂姜茶

材料准备： 生姜 2 克，肉桂 2 克，白术 5 克，山楂 10 克，苍术 5 克，枳实 5 克，陈皮 5 克

制作方法：

1. 将上述药材研为粗末，放入茶壶。

2. 用沸水冲泡。

3. 加盖闷 30 分钟，即可饮用。

4. 3 岁以下幼儿药量减半。

胡萝卜茶

材料准备： 胡萝卜 300 克，红糖 30 克

制作方法：

1. 胡萝卜用水煎。

2. 取汁调入红糖。

3. 代茶饮用，每日 1 次。

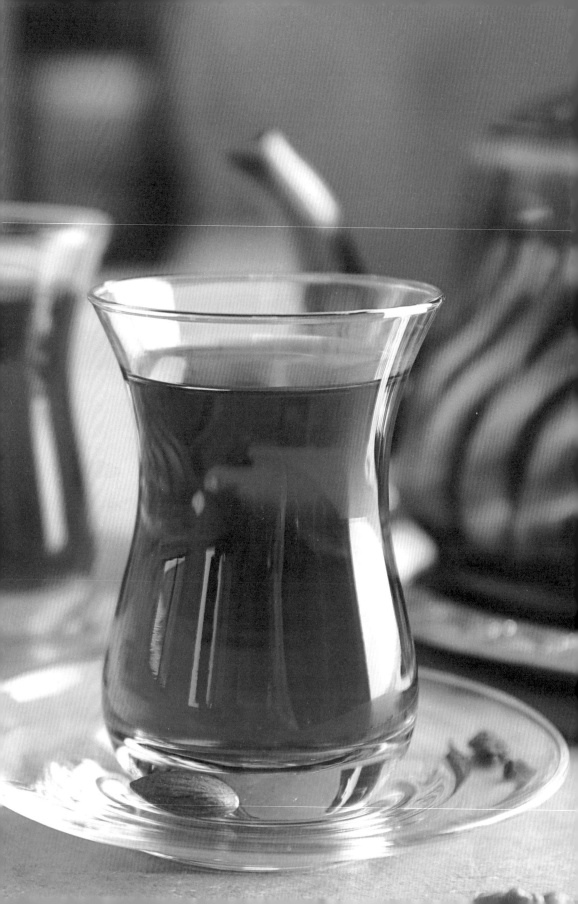

chapter 04

全方位自愈药茶良方, 告别小毛病

感冒

感冒是指普通感冒，又称"伤风"、急性鼻炎或上呼吸道感染，是一种常见的急性上呼吸道病毒性感染性疾病，临床以发热、头痛乏力、鼻塞流涕、咳嗽、打喷嚏、恶风恶寒等为主要症状。

【病因】

感冒常在受凉或过度疲劳后，身体抵抗力下降的情况下发生，但并不表示上述情况是致病原因。寒冷本身不会引起伤风，但是在长时间寒冷的影响下，免疫系统功能下降，导致人体对病毒的抵抗力变弱。

【症状】

凡外感风邪称为"伤风"，症见头痛怕风、鼻塞流涕；寒邪感冒，症见头痛无汗、恶寒发热、鼻塞声重、咳嗽喉痒；感热邪的风热感冒，则见头痛头胀、咽喉肿痛、痰多黄腻、出汗不畅。

板蓝根清热茶

材料准备：

板蓝根 18 克，连翘 10 克，大青叶 12 克，重楼 10 克，绿茶 3 克

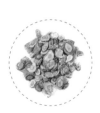

制作方法：

1. 将以上材料捣成粗末，放入壶中。

2. 以沸水冲泡，盖上盖，闷 20 分钟左右，以代茶饮。

3. 盛出药膳茶，滤入杯中，趁热饮用即可。

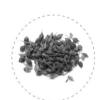

主治：

风热感冒、咽喉肿痛。

五叶清热茶

材料准备：

陈茶叶 15 克，佩兰叶 15 克，藿香叶 15 克，紫苏叶 2 克，薄荷叶 8 克，甘草 3 克

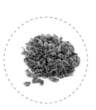

制作方法：

1. 将以上材料放入保温壶中。

2. 以沸水冲泡，盖上盖。

3. 每日代茶饮 2~3 次。

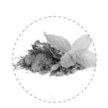

主治：

暑湿感冒、预防流行性感冒。

党参茶

材料准备：

党参 15 克，紫苏叶 10 克，红茶 1 克

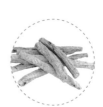

制作方法：

1. 将以上药材放入保温壶中。

2. 用沸水冲泡。

3. 加盖闷 10 分钟。

3. 代茶饮用，每日一剂。

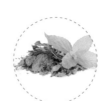

主治：

气虚感冒。

流行性感冒

流行性感冒（简称流感）是一种由病毒引起的疾病，传染性极高。临床特征是呼吸道症状较轻，发热、头痛、肌肉疼痛、乏力、流鼻水、咳嗽及喉咙痛等中毒症状较重。病人是主要传染源，自潜伏期末即可传染，病初2~3日传染性最强，排毒的时间可长达病后7天或7天以上。

【病因】

由流感病毒引发的呼吸道感染。主要通过空气中的飞沫、人与人之间的接触或与被污染物品的接触传播。

【症状】

一般表现为急性发病，前期出现高热、乏力症状，有畏寒、头痛、全身肌肉关节酸痛等中毒症状，或伴有鼻塞、鼻涕、咽喉痛、干咳、胸骨后不适、面色潮红、眼结膜充血等局部症状。

板蓝根茶

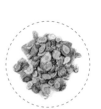

材料准备：

板蓝根 30 克，羌活 15 克

制作方法：

1. 将板蓝根、羌活放入砂锅中，注水浸过药材。

2. 用小火煮 20 分钟至其析出有效成分。

3. 取汁饮用。

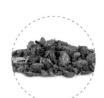

主治：

流行性感冒；病毒感染引起的发热不降，且无其他并发症者。

外感风寒、无发热者不宜饮用。

荆芥紫苏茶

材料准备：

紫苏叶 10 克，荆芥 10 克，生姜 2 小片，薄荷 3 克，茶叶 3 克

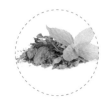

制作方法：

1. 将以上药材放入保温壶中。

2. 用沸水冲泡。

3. 加盖闷 10 分钟。

4. 代茶频饮，一日饮尽。

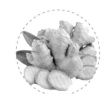

主治：

风寒感冒、流行性感冒。

流行性感冒重症者不宜饮用。

双花茶

材料准备：

金银花 10 克，菊花 10 克，绿茶 3 克

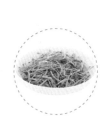

制作方法：

1. 将上述药材研为粗末，放入茶壶。

2. 冲入适量的沸水，闷泡 10 分钟。

3. 代茶频饮，一日一剂。

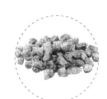

主治：

流行性感冒。

头痛

头痛是临床常见的症状，发病年龄常见于青年、中年和老年。中医学认为，急性的头痛为"头痛"，慢性的则为"头风"，根据临床表现来看一般分为外感头痛和内伤头痛两大类。

【病因】

头痛最常见的是偏头痛或神经血管性头痛，还有紧张型头痛、血管源头痛、五官科疾病引起的头痛，还有神经衰弱引起的头痛，也就是睡眠障碍引起的头痛。高血压、颈椎病也可引起头痛。

【症状】

头痛可以发生在整个头部，也可以发生在额部、单侧颞部、双侧颞部、一侧枕部、双侧枕部等位置。头痛可能持续几秒或几分钟即消失，也可能持续一两小时，或在短时间里频发头痛。头痛时还会伴随其他症状，比如恶心、眩晕、呕吐、视物模糊，甚至出现抑郁、焦虑、幻觉、肢体活动障碍等症状。

核桃人参茶

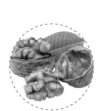

材料准备：

核桃仁 40 克，人参、生姜各 6 克，蜂蜜适量

制作方法：

1. 将人参切片，核桃仁捣碎，生姜切丝。

2. 将上述材料放入水壶中，用沸水冲泡，盖上盖闷泡 15 分钟。

3. 加入适量蜂蜜，待溶化后即可饮用。

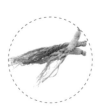

主治：

气虚性头痛、肾虚性头痛。

石膏菊花茶

材料准备：

生石膏 10 克，菊花 10 克，川芎 10 克，茶叶 5 克

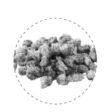

制作方法：

1. 将上述材料共研细末，混匀备用。

2. 取茶叶放入杯中，用沸水冲泡。

3. 加盖闷 10 分钟后，分数次饮用，当日饮尽。

主治：

风热头痛、头部灼热胀痛。

脾胃虚寒者慎用。

川芎祛风茶

材料准备：

川芎 6 克，红花 3 克，茶叶 3 克

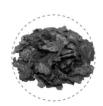

制作方法：

1. 将上述材料放入茶杯中。

2. 用沸水冲泡。

3. 加盖闷 20 分钟后，频频饮用。

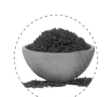

主治：

头痛，特别是瘀血头痛。

支气管炎

支气管炎是指气管、支气管黏膜及其周围组织的慢性非特异性炎症。临床上以长期咳嗽、咳痰或伴有喘息及反复发作为特征，部分病人可发展成阻塞性肺气肿、慢性肺原性心脏病。

【病因】

吸烟，长期吸入被化学毒物、粉尘或者工业废弃物污染的空气，会导致支气管炎的发生；气象因素是本病发病的重要因素之一，气温突然下降，空气寒冷，吸入冷空气后，肺脏的小血管容易痉挛，防御能力下降，容易致病；营养不良会使免疫力下降，不能有效抵抗微生物、细菌和病毒的入侵，会引起本病的发作；过敏也是一个重要因素，过敏体质的人容易发生本病。

【症状】

一般以咳嗽、咳痰为临床表现。急性支气管炎起病较急，全身的症状较轻，可伴有发热；慢性支气管炎起病缓，病程长，易反复发作而致病情加重。

滋肺茶

材料准备：

麦冬 60 克，玄参 60 克，桔梗 30 克，乌梅 20 克，甘草 15 克

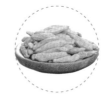

制作方法：

1. 将上述材料共研细末，混匀分包备用，每包 15 克。

2. 每次用一包放入杯中。

3. 用沸水冲泡，加盖闷 10 分钟，代茶服用。

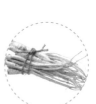

主治：

慢性支气管炎、慢性咽炎、肺结核。

杏仁止咳茶

材料准备：

杏仁 10 克，鸭梨 1 个，冰糖 20 克

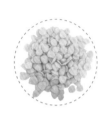

制作方法：

1. 将杏仁去皮切块，捣碎。

2. 将鸭梨洗净去皮，冰糖捣碎备用。

3. 加水注入砂锅，放入杏仁、鸭梨块。

4. 用武火煮沸，改文火煎 20 分钟左右。

5. 放入冰糖，待溶化后即可饮用。

主治：

急性支气管炎。

灵芝百合茶

材料准备：

灵芝 10 克，百合 10 克，沙参 10 克

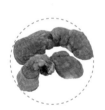

制作方法：

1. 将灵芝用温水浸泡 1 小时。

2. 再加入沙参、百合，三味同煎，煎至沸腾。

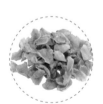

3. 放置保温壶中，代茶分 3 次左右温饮。

主治：

慢性支气管炎、支气管哮喘。

肺气肿

肺气肿其实是病理学名称，古称"肺胀"，就是指肺膨胀、膨大。肺气肿也是通常老百姓讲的慢性阻塞性肺疾病的一种，CT可见患者肺的体积增大，以老年人患病居多。

【病因】

吸烟，与职业粉尘和化学物质的接触，空气污染，病毒、支原体、细菌感染等都是肺气肿的致病原因。久咳不愈也可导致肺功能减退，迁延而致。在临床上，慢性支气管炎、支气管哮喘转化肺气肿的病例也居多。

【症状】

轻微症状包括咳嗽、咳痰、气喘等。合并感染后可出现咳痰量多、呼吸困难加重等症状。随着病情的进展，会出现肺心病、肺动脉高压等相关症状，出现下肢水肿、口唇紫绀、十指溃烂等。

茯苓三子茶

材料准备：

茯苓 30 克，紫苏子、莱菔子、白芥子各 5 克，山药 30 克

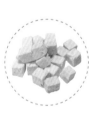

制作方法：

1. 将上述药材捣成粗末，放入壶中。
2. 用沸水冲泡。
3. 加盖闷 20 分钟，代茶温饮。

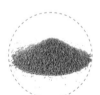

主治：

肺气肿。

镇咳固本茶

材料准备：

新鲜的猕猴桃 30 克，当归 5 克，莱菔子 5 克，冰糖 30 克

制作方法：

1. 将上述材料洗净。

2. 捣碎放入壶中，用沸水冲泡。

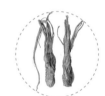

3. 加盖闷 20 分钟，代茶温饮。

主治：

阻塞性肺气肿。

海蛤人参茶

材料准备：

海蛤粉 10 克，核桃仁 15 克，莱菔子 10 克，人参 5 克，红茶 3 克

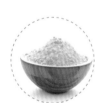

制作方法：

1. 将核桃仁捣成泥，莱菔子研碎，放入热水壶中。

2. 放入海蛤粉、人参、红茶，用沸水冲泡。

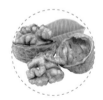

3. 加盖闷 20 分钟，代茶温饮，频频服用。

主治：

肾虚久喘型肺气肿。

高血压病

高血压病也称血压升高，是血液在血管中流动时对血管壁造成的压力值持续高于正常值的现象。中医学并无高血压这一病名，中医认为高血压病常与情志失调、饮食失节、内伤虚损等有关系，结合高血压的临床表现，应该属于中医的眩晕、头痛、中风等范畴。

【病因】

肝阳上亢，在临床上非常多见，跟情绪波动有很大关系；痰浊中阻，多见于肥胖的患者，或者是平时湿气特别大的患者；同时肝肾阴虚、阳虚阳亢或因精神刺激、紧张致病。

【症状】

高血压病除了血压升高外，还有一些异常的症状，如头部胀痛、头晕目眩、心慌胸闷、心率失常、心悸耳鸣、四肢麻木。日久不愈还可能引起动脉硬化，并发心脏病、肾脏病或诱发脑卒中等疾病。更可怕的是高血压带来的一系列并发症，比如心肌梗塞、脑血管意外等，这些都是灾难性的并发症。

苦丁降压茶

材料准备：
苦丁 2 克，干玉米须 8 克

制作方法：
1. 将上述药材放入杯中。
2. 用沸水冲泡。
3. 加盖闷 10 分钟，代茶温饮，频频服用。

主治：
原发性高血压。

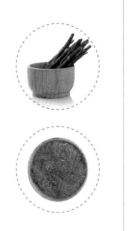

菊花山楂决明茶

材料准备：

菊花 10 克，决明子 15 克，山楂 15 克，冰糖适量

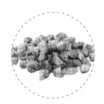

制作方法：

1. 将山楂捣成粗末，决明子捣碎，与菊花放入壶中。

2. 用沸水冲泡，加盖闷 30 分钟。

3. 加入适量冰糖，代茶温饮。

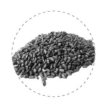

主治：

原发性高血压兼有冠心病。

野菊花龙胆茶

材料准备：

野菊花 150 克，龙胆草 25 克，泽泻 180 克，绿茶 30 克

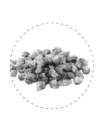

制作方法：

1. 将上述药材研成粗末，和匀备用。

2. 每次用 50 克，放入保温壶中。

3. 用沸水冲泡。

4. 加盖闷 30 分钟，代茶饮用，在一日内饮尽。

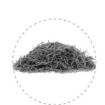

主治：

高血压。

低血压

低血压是指体循环动脉压力低于正常的状态，这是某一个器官或者是系统疾病引起的血压降低。中医学并没有相对应的病名，根据症状多称之为"眩晕""虚劳"等。

【病因】

中医学认为气血同源，气为血之帅，血为气之母。如果气血不足，经络不充盈，极可能出现低血压的症状，是以脏腑亏虚、气血阴阳衰弱、久虚不复而成病。

【症状】

慢性低血压发生时，由于机体对血压过低具有调节和代偿机制，因此部分患者可能没有任何症状。长期血压偏低时，患者多伴有面色萎黄、消瘦的特征，同时有头晕失眠、心慌气短、视物模糊、乏力、注意力不集中等症状，偶尔出现恶心、胸闷、怕冷等症状。

黄芪升麻茶

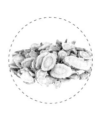

材料准备：

黄芪 10 克，升麻 3 克，肉桂 5 克，制附子 5 克，茶叶 3 克

制作方法：

1. 将上述药材研成粗末，和匀备用。

2. 放入保温壶中，用沸水冲泡。

3. 加盖闷 30 分钟，代茶频频饮用，在一日内饮尽。

主治：

低血压。

桂枝甘草茶

材料准备：

生龙骨 15 克，制川乌 6 克，桂枝 10 克，甘草 10 克，
红茶 5 克

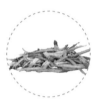

制作方法：

1. 将上述药材研成粗末，放入保温壶中。
2. 用沸水冲泡。
3. 加盖闷 30 分钟，代茶频频温饮，在一日内饮尽。

主治：

慢性低血压。

桂枝升压茶

材料准备：

桂枝 8 克，肉桂 8 克，甘草 5 克，升麻 3 克，茶叶
3 克

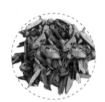

制作方法：

1. 将上述药材研成粗末，放入保温壶中。
2. 用沸水冲泡。
3. 加盖闷 30 分钟，代茶频频温饮，在一日内饮尽。

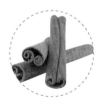

主治：

低血压。

高血脂

高血脂是常见的一种疾病，表现为血液中的血脂成分增加，包括甘油三酯水平及低密度胆固醇水平的升高。所以，高血脂也属于一种代谢异常的疾病。

【病因】

高血脂可分为原发性和继发性两类。原发性与先天性和遗传有关，或由环境因素（饮食、营养、药物）和未知的机制而致；继发性多继发于代谢性紊乱疾病（糖尿病、高血压、黏液性水肿、甲状腺功能低下、肥胖、肝肾疾病、肾上腺皮质功能亢进），或与其他因素（年龄、性别、季节、饮酒、吸烟、饮食、体力活动、精神紧张、情绪活动）有关。

【症状】

常见症状是头晕、神疲乏力、胸闷、心悸、失眠健忘、肢体麻木等；当高血脂较重时会导致冠心病、脑中风，从而出现头晕目眩、头痛、气短、心慌、胸痛、乏力等相应症状。

降脂茶

材料准备：

何首乌 15 克，泽泻 10 克，丹参 10 克，绿茶 10 克

制作方法：

1. 将上述药材研成粗末，与绿茶一同放入保温杯中。

2. 用沸水冲泡。

3. 加盖闷 30 分钟，代茶频频温饮，在一日内饮尽。

主治：

高血脂。

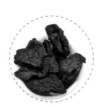

楂核消食茶

材料准备：

核桃仁 50 克，干山楂 15 克，冰糖适量

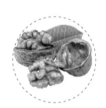

制作方法：

1. 将核桃仁用水浸泡 1 小时，洗净磨浆备用。

2. 将山楂捣碎，置入砂锅中。

3. 用水煎煮 30 分钟，去渣，取汁 200 毫升左右。

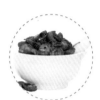

4. 加入适量冰糖溶化后，再将核桃仁浆汁缓慢倒入，搅匀。

5. 煎至沸腾，取茶饮用即可。

主治：

冠心病、高血压、高血脂。

四鲜茶

材料准备：

新鲜山楂 30 克，新鲜白萝卜 50 克，新鲜橘叶 10 克，新鲜荷叶 50 克，绿茶 3 克，冰糖 30 克

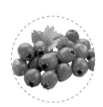

制作方法：

1. 将上述药材煎两次，取汁 500 毫升。

2. 加冰糖。

3. 代茶频频温饮，在一日内饮尽。

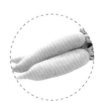

主治：

高血脂。

心绞痛

心绞痛是冠状动脉供血不足，心肌急剧地暂时缺血与缺氧所引起的，以发作性胸痛或胸部不适为主要表现的临床综合征。

【病因】

心绞痛病因是冠状动脉发生粥样硬化、血管狭窄导致心脏供血不足的一种疾病。冠状动脉痉挛造成血管狭窄，导致心脏供血不足，从而引发心绞痛；天气变化或情绪剧烈波动也能引起相应病症；其他疾病，包括糖尿病，导致微血管弥漫性狭窄而引起微血管性心绞痛。

【症状】

心绞痛的典型症状是发作性胸痛，多为胸骨后压榨性疼痛，可放射至心前区、上肢、下颌、咽喉部，也有些患者仅表现为胸闷、气短等不适。

银杏叶益心茶

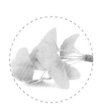

材料准备：

银杏叶 10 克

制作方法：

1. 将银杏叶揉碎，置入保温壶里。

2. 用沸水冲泡。

3. 加盖闷 15 分钟，代茶饮用。

主治：

冠心病、心绞痛。

冬青附子茶

材料准备：

毛冬青根 40 克，熟附子 12 克，红糖 25 克

制作方法：

1. 将上述药材加水，煎煮 30 分钟。

2. 水煎两次，煎液混合。

3. 加入红糖，搅拌均匀。

4. 代茶频频饮用，每日一剂。

主治：

阵发性心绞痛。

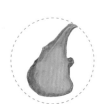

山楂通络茶

材料准备：

山楂 12 克，草决明 12 克，菊花 3 克

制作方法：

1. 将山楂、草决明研为粗末。

2. 与菊花一同置入保温杯中。

3. 用沸水冲泡。

4. 加盖闷 15 分钟，代茶饮用，每日一剂。

主治：

阵发性心绞痛。

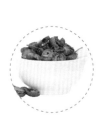

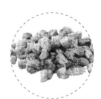

心力衰竭

心力衰竭简称心衰，是指心脏当时不能搏出同静脉回流及身体组织代谢所需相称的血液供应，往往由各种疾病引起心肌收缩能力减弱，从而使心脏的血液输出量减少，不足以满足机体的需要，并由此产生一系列症状和体征。心力衰竭不是一个独立的疾病，是各种病因致心脏病的严重阶段。

【病因】

最常见的病因是冠心病、高血压性心脏病、心肌病、肺心病以及瓣膜病，其次是心肌炎、肾炎、先天性心脏病，少见的是心包疾病、甲状腺功能亢进与甲状腺功能减退、贫血、动静脉瘘、心房黏液瘤和其他心脏肿瘤、结缔组织病、高山病以及少见的内分泌疾病。这些疾病在情绪激动、过度劳累、输液及药物使用不当等诱发因素作用下导致心力衰竭。

【症状】

典型的症状是程度不同的呼吸困难，活动时加重，严重者可见端坐呼吸、咳嗽并伴大量粉红色泡沫痰、食欲降低、双下肢水肿等。

葶苈子救心茶

材料准备：

葶苈子 30 克，丹参 25 克，党参、泽泻、茯苓、黄芪、赤芍各 20 克，制附子 10 克，白术、车前子各 15 克

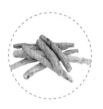

制作方法：

1. 将上述药材 5 倍量共研为粗末，和匀，备用。

2. 每次取 40 克放入保温壶中，用沸水冲泡。

3. 加盖闷 20 分钟，代茶饮用，每日 3 次。

主治：

心力衰竭。

人参附子茶

材料准备：

人参 10 克，附子 8 克，花生苗 50 克

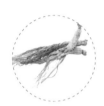

制作方法：

1.将人参另煎，备用。

2.将附子煎 30 分钟后，加入花生苗，共煎沸 30 分钟。

3.加入人参汤汁，和匀，代茶饮用，每日一剂。

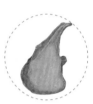

主治：

心力衰竭。

人参益气茶

材料准备：

人参 10 克

制作方法：

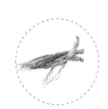

1.将人参加水煎汤。

2.代茶饮用，每日一剂。

主治：

充血性心力衰竭。

糖尿病

糖尿病是一组因胰岛素绝对或相对分泌不足以及靶组织细胞对胰岛素敏感性降低，引起蛋白质、脂肪、水和电解质等一系列代谢紊乱的综合征，其中以高血糖为主要标志。中医学大多将其视为消渴症之一。

【病因】

由于胰岛素分泌绝对或相对不足，以及靶组织细胞对胰岛素敏感性降低，从而引起糖、蛋白、脂肪、水和电解质等一系列代谢障碍。多因饮食失节、情志失调、劳欲过度等因素引起。

【症状】

临床主要表现为血糖升高，常见的症状表现为疲乏无力、口渴多饮、容易饥饿、小便增多、身体消瘦等。这是一种代谢性疾病，长期代谢紊乱会导致眼、肾、神经、心脏、血管等组织器官的慢性病变、功能性减退甚至衰竭。

生津益气茶

材料准备：

葛根、天花粉各 40 克，人参、茯苓、麦冬、甘草、乌梅各 25 克，生黄芪、炙黄芪各 12 克

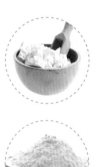

制作方法：

1. 将上述药材 5 倍量共研为粗末，和匀，备用。
2. 每取 50 克以纱布包裹置于砂锅，加适量清水。
3. 煎沸 15 分钟左右，取汤汁代茶饮用。

主治：

糖尿病。

地黄茶

材料准备:

熟地黄 12 克，枸杞、天冬各 10 克，五味子 5 克

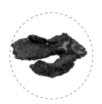

制作方法:

1. 将上述药材共研为粗末，备用。

2. 将粗末置入保温壶内，用沸水冲泡。

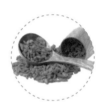

3. 加盖闷 20 分钟。

4. 代茶饮用，每日一剂。

主治:

糖尿病。

麦冬地黄茶

材料准备:

麦冬、生地黄、玄参各 20 克

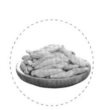

制作方法:

1. 将上述药材共研为粗末，备用。

2. 将粗末置入保温壶内，用沸水冲泡。

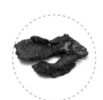

3. 加盖闷 20 分钟。

4. 代茶饮用，每日一剂。

主治:

糖尿病。

肥胖病

肥胖病是一种社会性慢性疾病，机体内热量的摄入量高于消耗量，造成体内脂肪堆积过多，导致体重超标、体态臃肿。通俗来讲，肥胖就是体内脂肪堆积过多。实际测量体重超过标准体重20%以上，并且脂肪百分比超过30%者可诊断为肥胖病。

【病因】

常因脾胃虚弱、痰湿壅盛所导致，即脾虚湿盛所致。也与家庭、个人生活习惯以及不良的饮食习惯、运动不足有关。

【症状】

这是一种慢性代谢性疾病，可分为轻度、中重度。严重的肥胖病会引起脂肪肝、高血压、血脂异常、冠心病等不同疾病，对身体产生危害，会造成人体代谢异常，并且会给人体的各个脏器增加负担。

车前荷叶茶

材料准备：
车前草、荷叶各等份

制作方法：

1. 将上述药材共研为粗末，和匀，20克装一袋备用。
2. 取一袋放入保温壶内，用沸水冲泡。
3. 加盖闷 10 分钟。
4. 代茶饮用，每日早晚空腹各喝一剂。

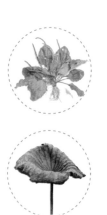

主治：
单纯性肥胖症。

枸杞降脂茶

材料准备：

枸杞 30 克

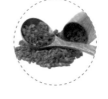

制作方法：

1. 将上述药材放入保温壶中。

2. 用沸水冲泡。

3. 加盖闷 15 分钟。

4. 代茶饮用，每日一剂，早晚分服或频频饮用。

主治：

肥胖症。

三花茶

材料准备：

玳玳花、茉莉花、玫瑰花各 3 克，川芎 6 克，荷叶 8 克

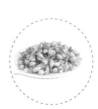

制作方法：

1. 将上述药材揉碎，置入热水壶中。

2. 用沸水冲泡。

3. 加盖闷 10 分钟。

4. 代茶频饮，每日一剂。

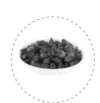

主治：

肥胖症。

慢性胃炎

慢性胃炎是由不同原因引起的胃黏膜炎性改变的疾病，在临床当中比较常见的有胃痛、胃胀、泛酸。

【病因】

该病的病位在胃，但是与肝脏、脾脏及其他脏腑都有关系。发病的原因多跟饮食不节、情志失调有关，也可能是因为饮食过于辛辣、长期饮酒或者饮食过于生冷而损伤脾胃，在临床上也可能会导致其他病邪传导至脾胃而出现慢性胃炎。

【症状】

慢性胃炎患者大多无明显症状，即便有症状也缺乏特异性，且症状的轻重与胃黏膜的病变程度不一致。可出现中上腹不适、饱胀、钝痛、烧灼痛等症状，食欲缺乏、泛酸、恶心等消化不良症状；也可能出现乏力、体重减轻等全身性症状；还可能出现健忘、焦虑、抑郁等精神心理症状。如果还伴有胃黏膜糜烂，则可能出现呕血、黑便，甚至发生缺铁性贫血。

干姜健胃茶

材料准备：

干姜5克，炙甘草3克，红茶2克

制作方法：

1. 将上述药材放入杯中。

2. 用沸水冲泡。

3. 加盖闷10分钟。

4. 代茶饮用，每日一剂，餐后饮用。

主治：

慢性胃炎、慢性结肠炎。

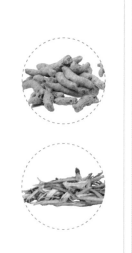

健脾益胃茶

材料准备：

炒党参 15 克，炒枳实 12 克，煨木香 8 克，蒲公英 15 克，红茶 10 克

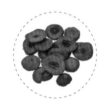

制作方法：

1.将上述药材研为粗末，和匀，备用。

2.每次用 20 克，以纱包布置于茶杯中。

3.以沸水冲泡，加盖闷 10 分钟。

4.代茶频饮，每日一剂。

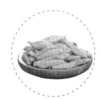

主治：

脾虚气滞的慢性胃炎、胃下垂。

麦冬党参茶

材料准备：

北沙参、麦冬、党参、天花粉、玉竹各 8 克，知母、甘草、乌梅各 5 克

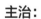

制作方法：

1.将上述药材共研为粗末，置入保温壶中。

2.用沸水冲泡。

3.加盖闷 20 分钟。

4.代茶饮用，每日一剂。

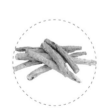

主治：

萎缩性胃炎。

肾炎

肾炎，顾名思义就是肾脏发生了炎症反应，是一种免疫性疾病，是不同的抗原微生物感染人体后，产生不同的抗体，结合成不同的免疫复合物，沉积在肾脏的不同部位，造成的病理损伤。中医学将肾炎归为水肿或者尿血方面的疾病。

【病因】
导致肾炎的原因是风寒、风热、热毒湿热等病邪反复入侵，加之内伤七情、饮食不节、劳倦等各种因素造成脏腑虚损，特别是肺、脾、肾三脏功能失调，使体内水液散布及气化功能发生了障碍。

【症状】
水肿是肾炎患者最常见的症状，表现为眼睑、面部出现明显水肿，严重的患者双下肢会出现凹陷性水肿，甚至会出现胸水和腹水；尿的颜色变深，有时伴血尿，尿中红细胞明显增多，有泡沫尿，尿中蛋白质明显增多；全身乏力、腰酸不适、容易疲劳，有些患者食欲下降，偶有头晕头痛、血压升高等症状。

四皮通利茶

材料准备：
桑白皮、生姜皮、茯苓皮、冬瓜皮各 15 克

制作方法：
1. 将上述材料共研为粗末，放入杯中。
2. 用沸水冲泡。
3. 代茶饮用，每日一剂。

主治：
急性肾炎。

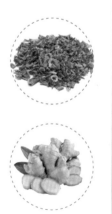

杏仁麻黄茶

材料准备：

杏仁 10 克，麻黄 5 克，浮萍 5 克

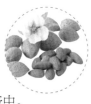

制作方法：

1.将杏仁去皮，同麻黄、浮萍共研为粗末，置入热水壶中。

2.用沸水冲泡，加盖闷 10 分钟。

3.代茶饮用，每日一剂。

主治：

急性肾炎。

六味地黄滋肾茶

材料准备：

熟地黄 20 克，淮山药、山茱萸各 10 克，茯苓、牡
丹皮、泽泻各 8 克

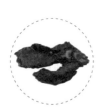

制作方法：

1.将上述药材 10 倍量共研为粗末，和匀，备用。

2.每取 30 克以纱布包置入热水壶中。

3.用沸水冲泡，加盖闷 20 分钟。

4.代茶饮用，每日一剂，分次服用。

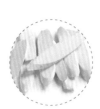

主治：

慢性肾炎。

尿路感染

尿路感染是肾盂肾炎、上下尿路感染包括尿道炎和膀胱炎的总称，由细菌直接侵袭尿路所引起，在中医学中被称为"淋证""腰痛"等。

【病因】

引起的原因有膀胱湿热、肝胆郁热、脾肾亏虚等。风寒湿邪外感，入里化热，下注膀胱；或过食肥甘辛辣厚味，脾胃健运失司，湿热内生，下注膀胱；患者恼怒怫郁，气机郁结化火，水道通调受阻，膀胱气化失司。

【症状】

临床表现为尿频、尿急、尿痛、尿路刺激等症，偶有血尿、腰痛。急性症状可伴有高热、寒战、头痛、周身酸痛、恶心、呕吐等；慢性多有肾阴亏虚，或脾肾气虚。

根草茶

材料准备：

白茅根 30 克，灯心草、通草各 3 克，青茶叶 5 克

制作方法：

1. 将上述材料共研为粗末，放入茶壶中。

2. 用沸水冲泡。

3. 加盖闷 20 分钟左右。

4. 代茶频饮，每日一剂。

主治：

急性尿路感染。

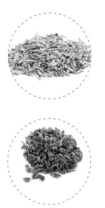

金钱草茶

材料准备：

金钱草 60 克，玉米须 30 克，绿茶 5 克

制作方法：

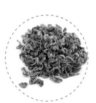

1. 将上述材料置入砂锅中，加清水浸过药材。

2. 煮沸 15 分钟左右。

3. 水煎 2 次，煎液混合。

4. 代茶频饮，每日一剂。

主治：

尿路感染、尿路结石、肾结石、胆囊炎、肝胆结石。

泡桐花清热茶

材料准备：

带蒂的泡桐花 25 个左右

制作方法：

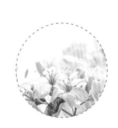

1. 将带蒂的泡桐花置入茶壶内。

2. 用沸水冲泡。

3. 加盖闷 10 分钟。

4. 代茶频饮，每日一剂。

主治：

急性膀胱炎。

慢性肝炎

慢性肝炎是指病程在半年以上的肝脏慢性炎症性疾病。根据临床表现和病理变化，慢性肝炎分为慢性活动性肝炎和慢性持续性肝炎两种。本病属于中医学的"胁痛""黄疸"等范畴。

【病因】

慢性肝炎主要是由乙型肝炎或非甲非乙型肝炎病毒感染引起，某些药物（如阿司匹林、甲基多巴等）、酒精中毒及慢性肠道炎症也可以引起本病。此外，铁贮存过多的血色病、铜贮存过多而引起的肝豆状核变性及自体免疫性疾病（如甲状腺炎、肾小球肾炎等）都可引起慢性肝炎。

【症状】

临床表现为积累性损伤，腹胀、纳呆，甚至于恶心、乏力，有些患者表现出肝区疼痛，甚至是黄疸，比如尿黄、皮肤黄、巩膜黄等；到医院去检测，可能还会表现出转氨酶升高，做B超有肝脏纤维化形成、肝内回声不均匀、肝脏凝血功能障碍、肝脏纤维化指标升高等。

鸡骨草茶

材料准备：

鸡骨草、田基黄、地耳草各 30 克，大枣 8 颗

制作方法：

1. 将上述材料加水煎 2 次。

2. 合并煎液。

3. 代茶频饮，每日一剂。

主治：

慢性肝炎。

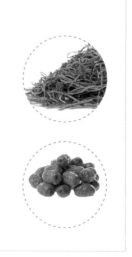

丹参活血茶

材料准备：

丹参 30 克

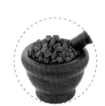

制作方法：

1. 将丹参研为粗末，放入保温壶内。

2. 用沸水冲泡。

3. 加盖闷 20 分钟。

4. 代茶频饮，每日一剂。

主治：

肝硬化。

灵芝甘草茶

材料准备：

灵芝 5 克，甘草 5 克

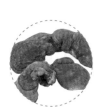

制作方法：

1. 将上述材料共研为粗末，放入保温壶内。

2. 用沸水冲泡。

3. 加盖闷 15 分钟。

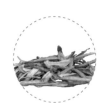

4. 代茶频饮，每日一剂。

主治：

慢性肝炎。

贫血

贫血是指人体外周血中红细胞减少，当低于正常范围的下限时，不能对组织器官充分供氧而引起的一系列症状，甚至导致器官病变。中医学将贫血叫作"气血虚"。

【病因】

由于先天禀赋不足，后天失调，体质薄弱，或久病失养，或积劳内伤，形神过耗，渐至元气亏损，精血虚少，脏腑机能衰退，气血生化不足，从而产生一系列的免疫功能紊乱及造血功能障碍。

【症状】

乏力，易疲劳，面色苍白，口唇、指甲苍白，头发枯黄，容易脱发。在心血管方面的症状有，稍活动就感到心慌气短，总觉得气不够用，平时心跳快；在神经系统方面常有失眠、记忆力下降、注意力不集中、工作效率低等症；在消化系统方面常有消化不良、胃胀腹胀，或者腹泻等症；在妇科方面可有月经过少或月经过多等症。

枸杞补血茶

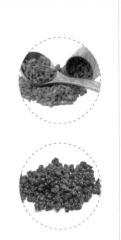

材料准备：

枸杞 12 克，五味子 10 克

制作方法：

1. 将上述材料共研为粗末，放入保温壶内。

2. 用沸水冲泡。

3. 加盖闷 15 分钟。

4. 代茶频饮，每日一剂。

主治：

缺铁性贫血。

当归参芪茶

材料准备：

当归、陈皮、远志各 8 克，黄芪 15 克，党参 12 克

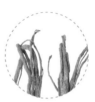

制作方法：

1. 将上述材料共研为粗末，放入保温壶内。
2. 用沸水冲泡。
3. 加盖闷 30 分钟。
4. 代茶频饮，每日一剂。

主治：

缺铁性贫血。

当归益血茶

材料准备：

黄芪 30 克，当归 5 克

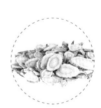

制作方法：

1. 将上述材料共研为粗末，放入保温壶内。
2. 用沸水冲泡。
3. 加盖闷 20 分钟。
4. 代茶频饮，每日一剂，连服 10 日。

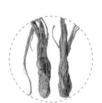

主治：

失血性贫血。

神经衰弱

神经衰弱属于心理疾病的一种，是一类精神容易兴奋、脑力容易疲乏，常有情绪烦恼和心理生理症状的神经症性障碍。中医学认为神经衰弱是肝气郁结证、心肾不交证、心脾两虚证，属"郁病""失眠""虚劳""心悸"等范畴。

【病因】

多由情志所伤，精神过度紧张，或大病久病之后，脏腑功能失调所致。若恼怒抑郁，肝郁化火，灼伤心阴，可致心肝热盛；忧思过度，耗伤心脾，脾虚血少，心失濡养，心神不守，而为心脾两亏；纵欲不节，肾阴亏耗，虚火上炎，肾水不能上潮，心火不能下济，可成心肾不交。

【症状】

常见惊恐、失眠、心悸、胸闷等临床症状，精神易兴奋或烦躁，大脑易疲劳；还可能会出现持久性疲劳和乏力、胸痛、心跳加快的症状，而且患者对刺激极度敏感。有的患者还可能会引发睡眠障碍、焦虑症等疾病。

党参麦冬茶

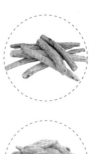

材料准备：
党参 15 克，麦冬 12 克，五味子 10 克

制作方法：
1. 将党参、麦冬、五味子研磨为粗末。
2. 将研磨后的药材放入保温杯中，用沸水冲泡。
3. 待稍凉后即可饮用。

主治：
神经衰弱。

益脑茶

材料准备：

决明子240克，桑椹100克，枸杞、桂圆、麦冬各50克，夏枯草、甘菊、橘饼、何首乌、五味子各30克

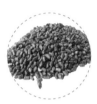

制作方法：

1. 将上述药材共研为粗末，和匀，备用。

2. 每次20克，放入保温壶中，用沸水冲泡。

3. 加盖闷15分钟。

4. 代茶频饮，每日两剂。

主治：

神经衰弱、高血压、冠心病、动脉硬化。

莲心解郁茶

材料准备：

莲子心5克，酸枣仁8克

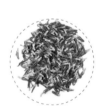

制作方法：

1. 将上述药材放入保温壶中。

2. 用沸水冲泡。

3. 加盖闷20分钟。

4. 代茶频饮，每日一剂。

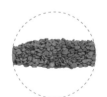

主治：

神经衰弱。

失眠

失眠指无法入睡或无法保持睡眠状态，不能获得正常睡眠为特征的一种病症，又称入睡和维持睡眠障碍。中医学称其为"不寐"，亦称"不得眠""不得卧""目不瞑"。

【病因】

失眠是外感或内伤等病因致使心、肝、胆、脾、胃、肾等脏腑功能失调，心神不安，以致经常不得入寐的一种病症。主要原因为阴阳失调、阴虚火旺、心肾不交、心胆气虚、肝胃不和等，还有因服用药物和其他物质引起的失眠，对失眠的恐惧引起的失眠等原因。

【症状】

多梦、易醒，伴有心悸健忘、头晕目眩、神疲乏力、面色不华、舌淡苔白、脉细弱等，抑或有烦躁易怒、胸胁胀痛、头晕、面红目赤、口苦、便秘、尿黄、舌红苔黄、脉弦数等。

竹叶灯心茶

材料准备：
鲜竹叶 30 克，灯心草 30 克

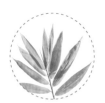

制作方法：
1.将上述药材放入砂锅中。
2.加清水煎沸取汁。
3.代茶频饮，每日一剂。

主治：
气虚型失眠。

桑椹安眠茶

材料准备：

桑椹子 20 克，冰糖适量

制作方法：

1. 将桑椹子、冰糖捣碎。

2. 放入保温壶中，用沸水冲泡。

3. 代茶频饮，每日一剂。

主治：

失眠。

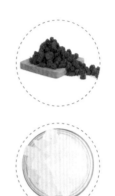

丹参安神茶

材料准备：

丹参 20 克，枣仁 10 克，夜交藤 15 克

制作方法：

1. 将上述药材放入保温壶中。

2. 用沸水冲泡。

3. 加盖闷 15 分钟，代茶饮用。

主治：

失眠。

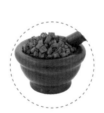

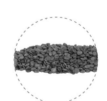

自汗盗汗

　　自汗指在清醒状态下的非正常出汗，不因运动、天热、穿衣过多、服用发散药物等因素就会自然出汗；而盗汗是指入睡后出很多汗，醒来后就不出汗了，也就是"偷偷出汗"的意思。自汗和盗汗都属于中医学"汗证"的范畴。

【病因】

　　自汗多属气虚，造成阴阳失调、腠理不固，而致汗液外泄失常；而盗汗则主要是阴虚、阳偏亢、生内热，入睡后卫阳入里，不能固护肌表而致睡后汗出，醒来即止。

【症状】

自汗或盗汗。

麦冬地黄茶

材料准备：

麦冬 30 克，生地黄 30 克

制作方法：

1.将上述药材共研为粗末。

2.放入保温壶内，用沸水冲泡。

3.加盖闷 20 分钟。

4.代茶饮用，每日一剂。

主治：

盗汗。

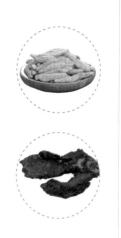

三地滋补茶

材料准备：

麦冬 30 克，生地黄 30 克，地骨皮 10 克

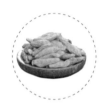

制作方法：

1. 将上述药材共研为粗末。

2. 放入保温壶内，用沸水冲泡。

3. 加盖闷 20 分钟。

4. 代茶饮用，每日一剂。

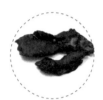

主治：

盗汗。

麻黄麦茶

材料准备：

浮小麦 30 克，麻黄根 10 克

制作方法：

1. 将上述药材放入砂锅中。

2. 加清水煎沸水，取汁。

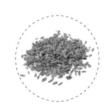

3. 代茶饮用，每日一剂。

主治：

自汗。

风湿性关节炎

　　风湿性关节炎是一种常见的急性或慢性结缔组织炎症，在中医学上属于"痹证"范畴，是受到风寒湿邪气侵入人体而发生的。风气胜者为行痹，寒气胜者为痛痹，脾湿气胜者为着痹。风寒湿邪闭阻经络和关节不通则表现为关节肿胀疼痛。

【病因】

　　概括来说，关节炎是在体质虚弱的基础上，外界的风寒热、风湿热趁虚而入，留驻经络关节，而导致气血不通。类风湿关节炎的病因主要包括两个方面：一是外感，包括风湿热等，如气候变化、环境潮湿、酒后当风等；二是人的体质，体质虚弱、气血不足、肝肾不足的人容易受到外界六淫病邪的侵袭、感染。

【症状】

　　风湿性关节炎以膝、踝、肘、腕、肩等大关节受累为主，局部可出现红、肿、灼热、疼痛和压痛。有时有渗出，但无化脓现象。关节疼痛很少持续一个月以上，通常在2周内消退，缓解后常无明显关节变性，但易反复。

薏米茶

材料准备：

生薏苡仁 30 克，防风 10 克

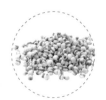

制作方法：

1.上药加水 500 毫升，煎煮 30 分钟后，将药汁倒入保温杯中。

2.药渣中加水 500 毫升，煎煮 30 分钟，将两汁混合，代茶饮用。

主治：

风湿性关节炎、类风湿性关节炎。

当归苡仁茶

材料准备：

薏苡仁 50 克，当归 30 克，木瓜 30 克，苍术 16 克

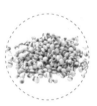

制作方法：

1. 将上述药材放入砂锅中。

2. 加上适量清水，煎煮 1 小时。

3. 取汁，代茶饮用，每日一剂。

4. 可反复煎煮，再饮用。

主治：

风湿性关节炎。

木瓜祛湿茶

材料准备：

木瓜 2 片，桑叶 6 片，大枣 3 颗，茶叶 3 克

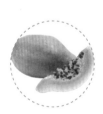

制作方法：

1. 将大枣去核。

2. 加上述药材共研为粗末，放入保温壶内。

3. 用沸水冲泡。

4. 加盖闷 15 分钟。

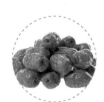

5. 代茶饮用，每日一剂。

主治：

风湿性关节痛、脚气、水肿。

鼻炎

鼻炎指的是鼻腔黏膜和黏膜下组织的炎症，在中医学属于"鼻鼽"的范畴，多因机体脏腑功能受损，再加上感染风寒、邪气等导致肺气不能通过鼻腔而发病。鼻炎四季均可发作且难以治愈，只能通过药物或其他方式来缓解症状。

【病因】

鼻炎是肺腑失调、外感风邪、正气不足、无力祛邪引起的。因为患者脏腑功能失调，在天气出现变化以及温度异常的时候，身体过度疲劳，就会导致身体抵抗力降低，人体容易被风邪入侵，造成鼻炎。

【症状】

鼻塞、流鼻涕、头晕耳鸣等，甚至还会出现嗅觉差等症状。鼻炎有多种类型，其中的过敏性鼻炎主要是以鼻痒、大量的清水样鼻涕、连续打喷嚏为表现，严重的还会有哮喘、咳嗽等症状。

苍耳菊花茶

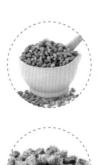

材料准备：

苍耳子、菊花各 10 克，绿茶 3 克

制作方法：

1. 将上述药材放入保温杯中。

2. 用沸水冲泡。

3. 加盖闷 15 分钟。

4. 代茶饮用，每日一剂。

主治：

鼻炎。

黄柏清热茶

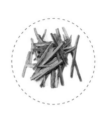

材料准备：

川黄柏 30 克，龙井茶 12 克

制作方法：

1. 将上述药材研为粗末，放入保温壶中。

2. 用沸水冲泡。

3. 加盖闷 10 分钟。

4. 代茶饮用，每日一剂。

主治：

慢性鼻炎、鼻窦炎。

麻杏益肺茶

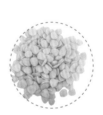

材料准备：

杏仁、苍耳子各 8 克，麻黄 5 克，黄芩 10 克，绿茶 3 克

制作方法：

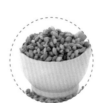

1. 将上述药材研为粗末。

2. 放入保温壶中，用沸水冲泡。

3. 加盖闷 30 分钟。

4. 代茶饮用，每日一剂。

主治：

急性鼻炎。

扁桃体炎

扁桃体炎又称扁桃腺炎，是指扁桃体发炎，在中医学中称为"乳蛾"。最常见的病因是隐形的溶血性链球菌感染，或血清和病毒的混合感染。常年都会发病，以学龄前的儿童比较多，青年人次之，老年人很少见。

【病因】

多因风热侵袭，余热灼伤肺阴，津伤化燥，炼液为痰，热结聚喉核，红肿；或因阴虚液乏，阴虚火旺，喉核受灼，喉核挛缩。

【症状】

主要症状是咽痛、发热及咽部不适，扁桃体一侧红肿疼痛，吞咽困难。时伴有头痛、咳嗽、发热、恶寒等症状，一般无全身症状。

红根草利咽茶

材料准备：

干红根草 80 克，绿茶 8 克

制作方法：

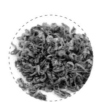

1. 将上述药材放入砂锅中。

2. 加清水煎汤，取汁。

3. 代茶饮用，每日一剂。

主治：

急性扁桃体炎。

胖大海利咽茶

材料准备：

胖大海 5 枚，冰糖适量

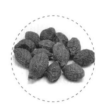

制作方法：

1. 将胖大海清洗干净，放入保温壶里。

2. 加适量冰糖，用沸水冲泡。

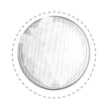

3. 加盖闷 30 分钟。

4. 代茶饮用，每日一剂。

主治：

急性扁桃体炎。

酸梅橄榄茶

材料准备：

酸梅 10 克，橄榄 40 克，白砂糖 20 克

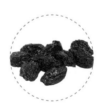

制作方法：

1. 将酸梅、橄榄捣碎。

2. 加适量清水煎煮 20 分钟。

3. 取汁，放入白砂糖，代茶饮用。

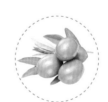

主治：

急性扁桃体炎、咽炎。

咽炎

咽炎是咽部黏膜、黏膜下组织发生的炎症，常为上呼吸道感染的一部分。依据病程的长短和病理改变性质的不同，可分为急性咽炎、慢性咽炎两大类。中医学又称之为"梅核气"。

【病因】

常为脏腑虚损，耗伤阴分，虚火上炎于咽喉而致；或因风热喉痹反复发作，余邪滞留，或粉尘、浊气刺激，嗜好烟酒辛辣，劳伤过度等而致；肺阴虚则津液不足，咽喉失于濡养，兼之虚火循经上炎；肾阴虚，遂至喉痹；虚火上蒸，炼津成痰，加之脉络痹阻、气机不利，致气滞痰凝，痰火郁结。

【症状】

咽喉不利，小便黄，口干舌燥，咽部有异物感和灼痛感等症状。咽部干痒不适，有灼热感，或者咽部发痒、干咳、痰少而黏、舌质红、津液比较少。

双花清咽茶

材料准备：

杭菊花、金银花各 15 克，麦冬、桔梗各 20 克，木蝴蝶 3 克，甘草 5 克，胖大海 3 枚

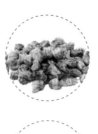

制作方法：

1. 将胖大海清洗干净，同其他药材放入砂锅内。

2. 加适量清水煎煮 1 小时。

3. 取汁，代茶饮用，每日一剂。

主治：

慢性咽炎。

地黄玉竹茶

材料准备：

生地黄 30 克，玉竹 30 克，桂枝 3 克

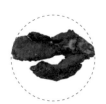

制作方法：

1. 将上述药材共研为粗末，放入保温壶内。

2. 用沸水冲泡。

3. 加盖闷 30 分钟。

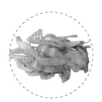

4. 代茶饮用，每日一剂。

主治：

肺热型慢性咽炎。

甘草桔梗茶

材料准备：

桔梗、甘草各 10 克，绿茶 3 克

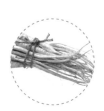

制作方法：

1. 将上述药材放入保温杯内。

2. 用沸水冲泡。

3. 加盖闷 10 分钟。

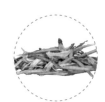

4. 代茶饮用，每日一剂。

主治：

急性咽炎。

结膜炎

结膜炎是眼科的常见病，是一种发生在结膜组织的炎症性疾病。由于大部分结膜与外界直接接触，因此容易受到周围环境中感染性（如细菌、病毒及衣原体等）和非感染性因素（外伤、化学及物理因素等）的刺激，而且结膜的血管和淋巴组织丰富，自身及外界的抗原容易使其致敏。结膜炎在中医学中属于"白涩症"的范畴。

【病因】

结膜炎的病因可根据其不同性质，分为感染性和非感染性两大类。感染性是由于病原微生物感染所致的结膜炎症，而非感染性以局部或全身的变态反应引起的过敏性炎症最常见。另外，外界的理化因素，如光、各种化学物质也可成为致病因素。

【症状】

眼睛有异物感、烧灼感，痒、畏光、流泪。重要的体征有结膜充血、水肿、渗出物、乳头增生、滤泡、伪膜、真膜、肉芽肿、耳前淋巴结肿大等。

清肝茶

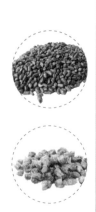

材料准备：

决明子 20 克，野菊花 10 克，木贼草 8 克，蔓荆子 5 克

制作方法：

1. 将上述药材放入保温壶内，用沸水冲泡。

2. 加盖闷 15 分钟。

3. 代茶饮用，每日一剂。

主治：

结膜炎。

黄连明目茶

材料准备：

黄连、菊花、川芎、天花粉、薄荷叶、连翘各30克，
黄柏180克，茶叶350克

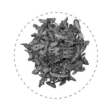

制作方法：

1.将上述药材共研为粗末，和匀，备用。

2.每次取8克放入茶杯内。

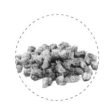

3.用沸水冲泡，加盖闷10分钟。

4.代茶饮用，每日2次。

主治：

急性结膜炎。

冬桑菊花茶

材料准备：

杭菊花、冬桑叶各10克，绿豆25克，绿茶3克，
白砂糖15克

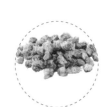

制作方法：

1.将绿豆用文火炒熟，捣碎。

2.将制作好的绿豆同其他药材放入保温壶内。

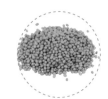

3.用沸水冲泡，加盖闷30分钟。

4.代茶饮用，每日一剂。

主治：

风热型急性结膜炎。

阳痿

阳痿指在同房过程中痿而不举、举而不坚、坚而不硬。

【病因】

阳痿形成的原因较多，包括肝郁、血瘀、肾虚、湿热、脾虚、气虚、痰浊等。阳痿的核心病机是血瘀阻络，但在临床上，单一的血瘀、肝郁、肾虚、湿热等导致的阳痿相对较少见，大多为复合病因而致，先天的遗传因素、后天的失养都可导致阳痿的情况发生。情绪不畅、活动少可导致血瘀，进而可能引起阳痿。精神因素也是引起阳痿的重要原因之一。

【症状】

表现为房事不举，但睡梦中易举；也可表现为举思交合，但临房即痿；还可表现为不能持久。阳痿常与遗精、早泄同时并见。阳痿若以命门火衰为因者，常兼见头晕耳鸣、面色㿠白、畏寒肢冷、精神萎靡、腰膝酸软、精薄清冷、舌淡苔白、脉沉细等；阳痿若以心脾受损为因者，常兼见精神不振、面色不华、夜不安寐、胃纳不佳等。

山药枸杞固精茶

材料准备：

枸杞、山药各 30 克

制作方法：

1. 将上述药材放入砂锅内。

2. 砂锅内注入适量清水，煎煮取汁。

3. 代茶饮用，每日一剂。

主治：

阳痿。

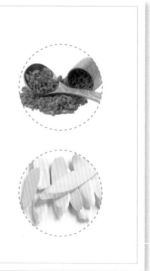

温肾壮阳茶

材料准备：

菟丝子、补骨脂、仙茅各 30 克，白芍、茯苓各 20 克，

蜈蚣 15 克，红茶 5 克，白酒 25 毫升

制作方法：

1. 将上述药材共研为粗末，和匀，备用。

2. 每次用 30 克，放入保温杯中，用沸水冲泡。

3. 加盖闷 30 分钟，兑入白酒。

4. 代茶频饮，每日一剂。

主治：

阳痿。

桂圆益肾茶

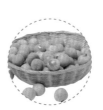

材料准备：

桂圆肉、莲子各 20 克，大枣 8 枚

制作方法：

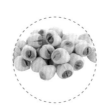

1. 将上述药材放入砂锅内。

2. 将砂锅注入清水 1000 毫升，用文火煮 1 小时。

3. 代茶频饮，每日一剂。

主治：

阳痿。

早泄

早泄是男科的常见病，国际上尚无统一的标准定义。通常是指男性在性生活过程中，由于无法控制射精而导致射精提前发生，从而引起性生活不满意。

【病因】

多由肝失疏泄，无力制约精液；心脾两虚，阴虚火旺，肾失封藏，精关不固导致。肝喜条达而恶抑郁，若怒伤肝气，气机郁结，则约束无能，精关失固。阴虚火旺，火扰精室，致精液易泄。肾主藏精，肾失封藏，精液失于固摄，发为早泄。

【症状】

早泄遗精，性欲减退，或伴阳痿、腰膝酸软，小便频数而清，夜尿频多，尿后余沥，头晕耳鸣，神疲乏力，舌淡胖，苔薄白。

莲子益肾茶

材料准备：

不取心的莲子 50 克，茶叶 10 克，冰糖 20 克

制作方法：

1. 将莲子用温水浸泡数小时。
2. 将砂锅放入莲子，加清水、冰糖炖煮。
3. 再用沸水冲泡茶叶，取汁兑入，和匀。
4. 代茶饮用，每日一剂。

主治：

阴虚火旺型早泄。

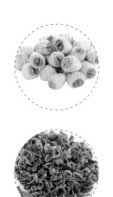

温肾固精茶

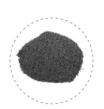

材料准备：

金樱子、菟丝子、补骨脂、芡实各9克

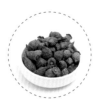

制作方法：

1. 将上述药材共研为粗末。

2. 将粗末放入保温杯中，用沸水冲泡。

3. 加盖闷20分钟。

4. 代茶饮用，每日一剂。

主治：

早泄、遗精。

菟丝子茶

材料准备：

菟丝子12克，金樱子8克

制作方法：

1. 将上述药材放入保温杯中。

2. 用沸水冲泡。

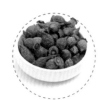

3. 加盖闷20分钟。

4. 代茶饮用，每日一剂。

主治：

肾气不固型早泄。

便秘

便秘指粪便在肠道滞留过久，秘结不通，排便周期延长；或周期不长，但粪质干结，排出艰难；或粪质不硬，虽有便意，但排便不畅的一类病症。中医学认为便秘与脾肾关系密切，当从阴阳分类。

【病因】

常见饮食不节，素体阳盛之人吃太多辛辣食物，饮水过少，饮酒过度，误服温燥药物，少食富含纤维食物，过食精细食物等，致使肠胃积食积热，损伤肠道津液；久坐久卧，导致气机不畅，肠道失传，大便秘结；老年人和孕妇气血亏损，肠道无力，阴虚血亏致肠道失润，大便干结。

【症状】

大便秘结、排便周期延长、排便困难及排便不尽等。可兼见腹胀、腹痛、口臭、纳差等症状。

益精润肠茶

材料准备：

肉苁蓉 60 克，沉香 30 克，麻子仁适量

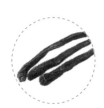

制作方法：

1. 将肉苁蓉、沉香共研为粗末，和匀，备用。

2. 每次取 30 克，用纱布包好，放入保温杯中。

3. 加入 10 克麻子仁，用沸水冲泡。

4. 加盖闷 15 分钟。

5. 代茶频用，每日一剂。

主治：

体虚引起的便秘。

芝麻通便茶

材料准备：

黑芝麻 40 克，大黄 8 克，茶叶 3 克

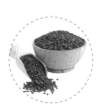

制作方法：

1. 将上述药材共研为粗末，放入保温杯中。

2. 用沸水冲泡。

3. 加盖闷 15 分钟。

4. 代茶频用，每日一剂。

主治：

老年人血虚便秘。

二仁清热茶

材料准备：

火麻仁、郁李仁、槟榔各 12 克

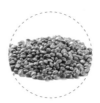

制作方法：

1. 将郁李仁泡水去皮，待用。

2. 将火麻仁、槟榔捣碎，同郁李仁一同放入保温杯中。

3. 用沸水冲泡。

4. 加盖闷 30 分钟。

5. 代茶频用，每日一剂。

主治：

便秘。

痔疮

人体直肠末端黏膜下和肛管皮肤下静脉丛发生扩张和屈曲所形成的柔软静脉团，称为痔，又名痔疮、痔核、痔病、痔疾等。医学所指痔疮包括内痔、外痔、混合痔。

【病因】

痔疮主要是局部血液循环不良等各种原因引起的。久坐、长期便秘、产育努力、便秘易引起痔疮。

【症状】

主要是便血和脱出，大便时反复多次地出血，会使体内丢失大量的铁，引起缺铁性贫血。

茯苓菊花茶

材料准备：

土茯苓、野菊花各 25 克，紫草 12 克

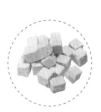

制作方法：

1. 将上述药材共研为粗末，放入保温杯中。

2. 用沸水冲泡。

3. 加盖闷 20 分钟。

4. 代茶饮用，每日一剂。

主治：

痔疮、丹毒。

木耳滋养茶

材料准备：

柿饼 30 克，黑木耳 20 克

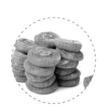

制作方法：

1. 将上述药材浸泡水中 1 小时。

2. 放入砂锅中，注入清水煎沸。

3. 再闷泡 20 分钟。

4. 代茶饮用，每日一剂。

主治：

大便干结、痔疮出血。

解毒茶

材料准备：

蒲公英 30 克，土茯苓 15 克，生地榆 15 克，绿茶 5 克

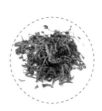

制作方法：

1. 将所有材料研磨成粉末状，放入保温杯中。

2. 用沸水冲泡，加盖闷 30 分钟。

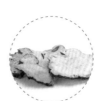

3. 待凉后即可饮用，每日一剂。

主治：

痔疮出血。

更年期综合征

妇女一般在"七七"之年（即49岁）即月经闭止不行，称为"绝经"。部分妇女在绝经前后伴随一系列的症状和体征。

【病因】

中医认为月经生殖与肾的关系尤为密切。女性进入绝经前后，脏腑机能逐步处于衰老状态，随着肾气不足，天癸将竭，冲任二脉亏虚，肾阴阳失调；加之体质虚弱、精神因素等各方面差异，不能适应和调节这一生理变化，引起肾气衰退，出现一系列脏腑紊乱、阴阳平衡失调现象，从而诱发更年期综合征。

【症状】

表现有畏寒肢冷、面色㿠白、口唇青紫、舌淡苔白、舌有齿痕、大便溏薄、脉象沉涩或沉紧，且常有默然不语、无精打采的表现；常有五心烦热、潮热盗汗、两颧红赤、舌红而干、易怒、头晕等症状。

枸杞降火茶

材料准备：

枸杞9克，苦丁茶3克，莲子心1克，菊花3克

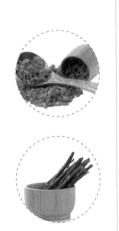

制作方法：

1. 将上述药材放入保温杯中。

2. 用沸水冲泡，加盖闷10分钟。

3. 代茶频用，每日一剂。

主治：

阴虚火旺型更年期综合征。

安神茶

材料准备：

生龙齿 30 克，生地黄、白芍、女贞子各 10 克，杭菊花、炒枣仁、黄芩各 8 克，绿茶 5 克

制作方法：

1. 将上述药材放入砂锅中。
2. 加适量清水，文火煎煮 3 次，取 3 次煎液汁混合。
3. 代茶分 3 次饮用，每日一剂。

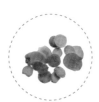

主治：

更年期综合征。

舒肝解郁茶

材料准备：

白芍、柴胡、陈皮、郁金、制香附各 10 克，枳壳 12 克，木香 5 克，绿茶 3 克

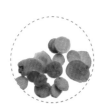

制作方法：

1. 将上述药材共研为粗末，同茶叶一起放入保温杯中。
2. 用沸水冲泡。
3. 加盖闷 30 分钟。
4. 代茶饮用，每日一剂。

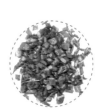

主治：

更年期综合征。

小儿百日咳

小儿百日咳是由百日咳杆菌引起的急性呼吸道传染病，俗称鸡咳、鸬鹚咳。

【病因】

外感时行邪毒入侵肺部，合并痰湿等病理产物结于气道，导致肺失肃降，肺气上逆所致。

【症状】

常见的小儿百日咳可分为三期，即初咳期、痉咳期、恢复期。初咳期多属于邪犯肺卫证，主要症状是阵咳，伴有咳痰、鼻塞流涕等；痉咳期多属于痰火犯肺证，症状以痉挛性咳嗽为主，咳嗽持续不断，白天轻，夜间重，咳嗽末出现鸡鸣样声，咳出痰后可以暂时缓解；恢复期多属于气阴两虚证，以干咳为主，有咳嗽无痰，或痰少难以咳出，常见声音嘶哑、口干咽燥、盗汗等症状。

百部降气茶

材料准备：

百部、白前各 8 克，甘草 4 克，蜂蜜 30 克

制作方法：

1. 将上述药材共研为粗末，放入保温壶内。

2. 用沸水冲泡，加盖闷 30 分钟。

3. 调入蜂蜜，搅拌均匀。

4. 代茶频用，每日一剂。

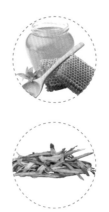

主治：

百日咳初期。

川贝润肺茶

材料准备：

米汤 400 毫升，川贝母 12 克，冰糖适量

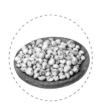

制作方法：

1. 将上述材料放入砂锅中。

2. 煮炖 20 分钟。

3. 代茶饮用，每日一剂。

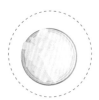

主治：

小儿百日咳。

6 个月以下小儿慎服。

川贝杏仁茶

材料准备：

川贝母 5 克，杏仁 3 克，蜂蜜 15 克，细茶 1 克

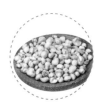

制作方法：

1. 将川贝、杏仁放入砂锅中。

2. 注入适量清水，文火煎沸 10 分钟。

3. 取汁泡茶，调入蜂蜜。

4. 代茶饮用，每日一剂。

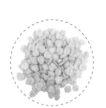

主治：

百日咳初期。

婴儿慎用。

小儿高热

在测量体温时，如果腋下的体温已经超过39℃，就是高热的一种表现。

【病因】

由于小儿脏腑娇嫩，形气未充，因此容易受到外邪的侵犯，很容易化热。在气候突变、冷热失常及炎热的夏季，小儿冷热自我调节力弱，易为外邪所侵犯，邪正相争，营卫失和而引起发热。

【症状】

小儿发热或者发热不退。

金银花退热茶

材料准备：

连翘、钩藤、金银花各 10 克，僵蚕 5 克

制作方法：

1.将上述药材共研为粗末，放入茶杯中。

2.用沸水冲泡，加盖闷 10 分钟。

3.代茶频用，每日一剂。

主治：

小儿高热惊厥。

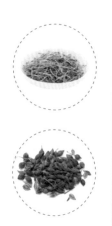

青叶解毒茶

材料准备：

大青叶、金银花、鱼腥草各10克，升麻3克，绿茶3克，
白糖适量

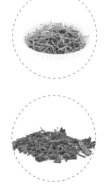

制作方法：

1. 将上述药材共研为粗末，放入保温杯中。

2. 用沸水冲泡，加盖闷10分钟。

3. 兑入适量白糖，代茶频用，每日一剂。

主治：

小儿高热。

龙凤清热茶

材料准备：

地龙2条，凤尾草12克，细辛2克，绿茶3克

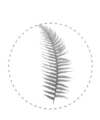

制作方法：

1. 将上述药材共研为粗末，放入保温杯中。

2. 用沸水冲泡，加盖闷15分钟。

3. 代茶频用，每日一剂。

主治：

小儿高热。

小儿积滞

小儿积滞是指小儿由于饮食不节，停聚胃肠，积而不消，停滞不化，造成脾胃功能失常，所出现的消化道及全身病症。

【病因】

乳食内积，损伤脾胃。病机为乳食不化，停积胃肠，脾运失常，气滞不行。食积可分为伤乳和伤食。伤于乳者，多因乳哺不节，食乳过量或乳液变质，冷热不调，皆能停积于脾胃，壅而不化，成为乳积。伤于食者，多因饮食喂养不当，偏食嗜食，饱食无度，杂食乱投，生冷不节，食物不化；或过食肥甘厚腻或不易消化之物，停聚中焦而发病。

【症状】

会出现胃部隐痛、胃蠕动慢、不思饮食、大小便不畅等症状。

开胃消食茶

材料准备：

山楂、麦芽、神曲各 15 克，茶叶 6 克（小儿酌情减量）

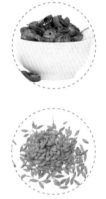

制作方法：

1. 将上述药材共研为粗末，放入保温杯中。

2. 用沸水冲泡，加盖闷 15 分钟。

3. 代茶饮用，每日一剂。

主治：

小儿消化不良。

陈醋健胃茶

材料准备：

陈醋 2 毫升，茶叶 3 克

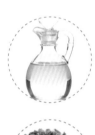

制作方法：

1. 将茶叶放入茶杯中。

2. 用沸水冲泡，加盖闷 5 分钟。

3. 兑入陈醋，搅拌均匀。

4. 代茶饭前饮用，每日一剂。

主治：

食欲缺乏。

山楂消积茶

材料准备：

山楂 15 克，莱菔子 10 克，大黄 1 克（小儿酌情减量）

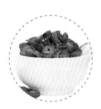

制作方法：

1. 将上述药材共研为粗末，放入保温壶中。

2. 用沸水冲泡，加盖闷 20 分钟。

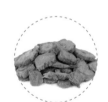

3. 代茶饮用，每日一剂。

主治：

食欲减退、小儿积食。

小儿腹泻

小儿腹泻是由多种原因引起的综合征，指大便稀溏，甚至呈水样，大便次数增多的疾病。

【病因】

小儿腹泻主要是由风寒、湿热、脾虚、伤食四个方面引起的。由于小儿脾胃发育尚未完善，消化机能较弱，故无论外感六淫或是内伤乳食，均可使脾胃纳运升降功能失调而泄泻。

【症状】

大便次数增多，每日达3次以上，稀薄呈水样，或挟有不消化的食物，常伴有腹痛、腹胀。

柚壳姜茶

材料准备：

老柚壳8克，生姜2小片，细茶10克（小儿酌情减半）

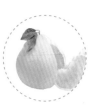

制作方法：

1.将茶叶、老柚壳研为粗末，放入砂锅内。

2.将生姜加到砂锅中，注入清水煎煮，至沸。

3.盖闷10分钟。

4.代茶饮用，每日一剂。

主治：

小儿腹泻。

姜茶

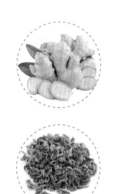

材料准备：

姜丝、绿茶各 3 克

制作方法：

1. 将上述材料放入茶杯中。

2. 用沸水冲泡。

3. 加盖闷 10 分钟。

4. 代茶饮用，每日一剂。

主治：

小儿腹泻。

米醋茶

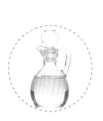

材料准备：

米醋 2 毫升，茶叶 15 克

制作方法：

1. 将茶叶加清水煎煮为浓茶。

2. 加入米醋调匀。

3. 代茶饮用，每日一剂。

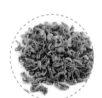

主治：

小儿腹泻。

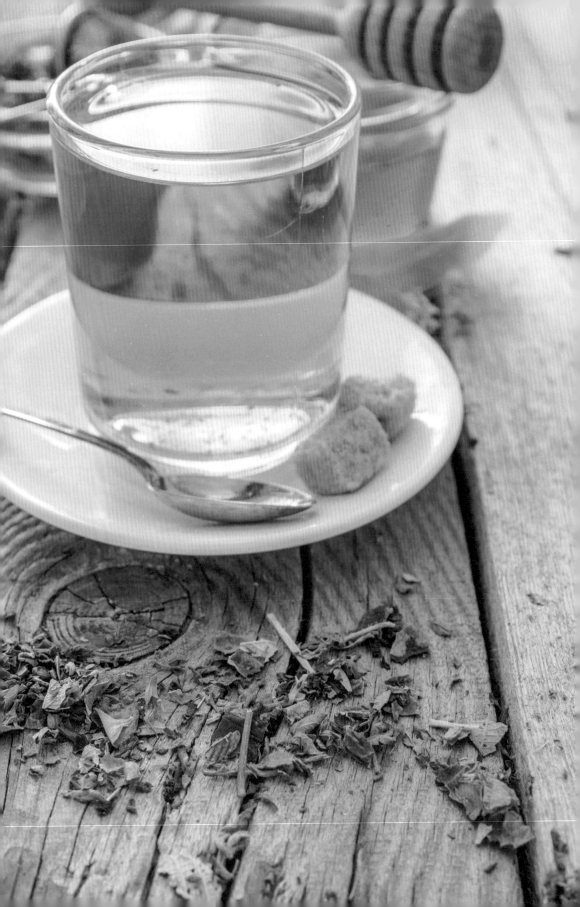